JN106080

腸を整える「食べ方」で「フワフワめまい」は改善する！

坂田英明
SAKATA Hideaki
神崎 晶
KANZAKI Sho

PHP

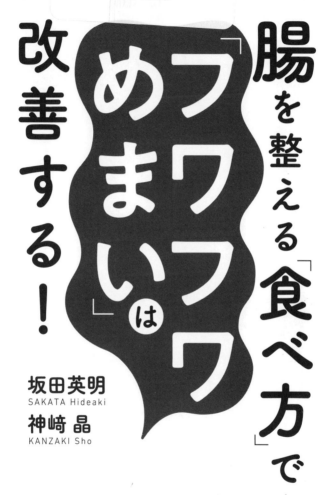

はじめに

２０２０年1月に新型コロナウイルスが発見されてから、2年以上が経ちました。私たちの生活は一変し、映画の世界に出てくるようなロックダウンも経験しました。ライフスタイルの変化、気候変動などもあり、人々の自律神経がますます乱れがちになっている状態といえるのではないでしょうか。

めまいには、ぐるぐる回るような回転性と、フワフワ・ふらふらする浮動性があります。めまいに悩む人は、日本全国に約３０００万人いるともいわれていますが、そのほとんどの人がフワフワ・ふらふらする浮動性めまいに悩んでいるのです。

フワフワする慢性期の浮動性めまいは、自律神経の乱れが原因のため、ゆううつになり、集中できず、しかし原因を特定できないまま時間ばかりが経ってしまうことも多く、他の人からは病気とわかりづらく、かなりやっかいです。

本書では、自律神経が原因のフワフワするめまいにポイントをしぼり、執筆いたしました。

自律神経を整えるためには、食べ物・食べ方に留意することが大切です。そして、カギとなるのが「腸を整えて、元気にすること」なのです。

本書は、同じ考えをもつ新進気鋭の神﨑晶医師とのアイデアから生まれました。

めまいでフワフワする、ふらふらするという方たちに、何か一つでも参考になり、「元気でイキイキ」と日常生活をお送りいただく一助となれば、望外の喜びです。

坂田英明

腸を整える「食べ方」で「フワフワめまい」は改善する！　もくじ

はじめに……2

PART 1 いちばんやさしいフワフワめまいの基本知識

めまいにはどんな症状がある？……10
生命に関わる危険なめまいとは？……12
何科を受診すればいい？……14
めまいはどうして起こる？……17
シニア世代のめまいの特徴とは？……23
めまいにはどんな種類がある？……26
フワフワめまいはなぜ特定しづらい？……31
フワフワめまいの診断と治療とは？……39
「めまい相談医」とは？……43

フワフワめまいのセルフケアとは？……45
フワフワめまいは食事で改善！……49
加齢によって腸も老化する……53
加齢とともに自律神経も老化する……56
善玉菌を増やす努力を……58

PART 2 腸を元気にする食事でフワフワめまいを改善する

腸内環境を整えて腸の健康を保つ……62
発酵食品を食べて善玉菌を増やす……64
おすすめ発酵食品① 納豆……68
おすすめ発酵食品② 味噌・麹……70
おすすめ発酵食品③ ぬか漬け・キムチ……72
食物繊維をたっぷり摂る……74
ビタミン・ミネラルを意識して摂る……78
鉄を補ってイライラや不安を解消……80

亜鉛で体と心の免疫力をアップ……82
亜鉛＆鉄たっぷりのおすすめレシピ① 鶏肉と牡蠣の雑炊……85
亜鉛＆鉄たっぷりのおすすめレシピ② カレー雑炊……87
加工食品や食品添加物の入ったものをなるべく食べない……89
良質な油とビタミンDを摂る……92
薬味をたっぷり摂る……94

PART 3

朝体温を上げて夜下げる食べ方でフワフワめまいを改善する

食事で体温リズムを整える……98
腸内時計のリズムに合った食材を選ぶ……102
朝食では「体を温める食材」を摂る……104
昼食は軽めに、80～100グラムの糖質を摂る……108
おやつにはコップ1杯のハチミツレモン水……112
夕食では「体を冷やす食材」を摂る……116

寝る前にコップ1杯の冷たい水を飲む……120

PART 4

生活習慣を工夫してフワフワめまいを改善する

快眠生活のヒント
質のよい睡眠を十分にとる……124
同じ時間に起きて朝日をあびる……126
運動を習慣化する……129
カフェイン・アルコール・ニコチンに注意！……132
寝る前のメールチェック、ゲームは禁物……134
ストレス解消のヒント
ストレスはめまいの最大の敵……136
趣味や楽しみを持つ……138
音でやすらぐ……140
規則正しい生活を送る……142
めまい解消エクササイズ①
四股踏み……144

めまい解消エクササイズ② 背骨体操……147
めまい解消エクササイズ③ タオル体操……150
めまい解消エクササイズ④ タオル踏み体操……153

おわりに……156

コラム
自律神経の乱れは万病のもと……60
腸の障害は難聴の危険因子……96
ヨーグルトを食べるなら「ホットヨーグルト」……122

装幀　朝田春未
装画・本文イラスト　よしのぶもとこ
編集協力　鈴木裕子
協力　亀坂まゆみ（管理栄養士）
組版・本文デザイン　朝日メディアインターナショナル株式会社

PART 1

いちばんやさしい
フワフワめまいの基本知識

めまいにはどんな症状がある？

●外出が困難になることもある

「周囲がグルグル回る」
「目が回って歩けない」
「体がグラグラ揺れたり、足元がふらつく」

私たちのクリニックを受診する患者さんが、訴えてこられる症状です。
これらの症状は数分でおさまる場合が多いものの、**耳鳴りや難聴、頭痛、吐き気などを伴うこともあり、「いつ発作が起こるかわからない」という不安感から外出が困難になるなど、日常生活に大きな支障が出てきます。**

「何かひどい病気ではないか」と不安になってしまう人も少なくありません。

でも、心配ありません。

めまいの多くは、直接、生命に関わるものではなく、安静にしていれば2〜3日で症状はおさまります。

また、めまいの治療は進んでいて、適切な診断がなされ、治療を受ければ、日常生活を工夫することで改善できます。

めまいの代表格であるメニエール病も、発作のひどいときには横になっていても体がグルグル回っているように感じ、耳鳴りや吐き気を伴うこともあり、とてもつらいものですが、薬物療法や手術によって症状を抑えたり、改善したりすることができるのです。

まとめ

めまいは日常生活を工夫することで改善できる！

生命に関わる危険なめまいとは？

●深刻な病気が隠れている場合がある

めまいの約8割は、しばらく安静にしていれば症状は落ち着き、適切な治療を受けることで改善していきます。

しかし、中には生命の危険にさらされる深刻なめまいもあります。目が回ったり、ふらついたりするだけでなく、**意識を失ったり、手や足などにしびれや麻痺などの神経症状がみられる場合は、脳の異常が原因の危険なめまいです。また、小脳や脳幹の梗塞や出血によってめまいが起こる場合もあります。**

危険なめまいか、そうではないかを見分ける一つのポイントは、無意識に起こる

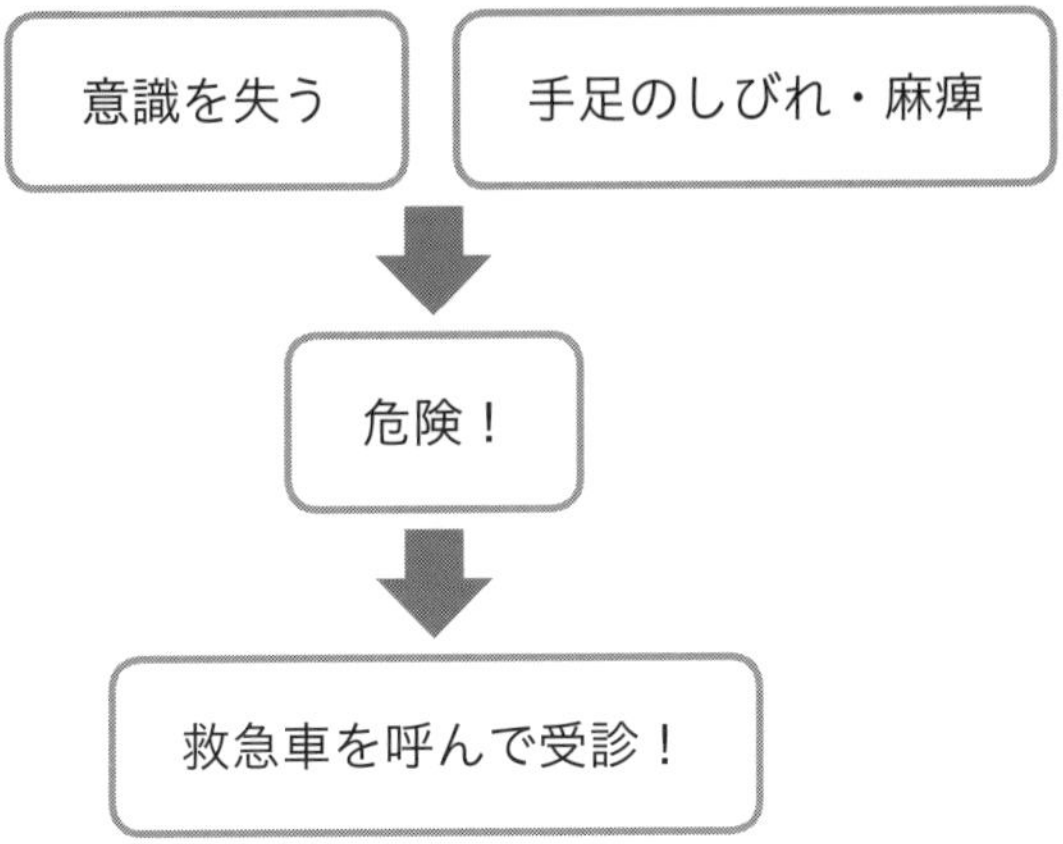

「眼球の動き」です。

座位の状態で左右に向いたり、上下に向いたりしてみてください。右に向いたときに眼球も右に、左に向いたときに眼球も左になど、方向が変わる場合は要注意です。眼球が右回りや左回りに動いている場合は脳幹の血管障害が、眼球が縦に動いていたら小脳の血管障害が疑われます。

めまいの10人に1人は危険なめまいである、というデータもあります。**神経症状を伴ったためまいが起きた場合には、すぐに救急車を呼んで脳神経外科や神経内科を受診**してください。

まとめ

危険なめまいを見分けるポイントは「眼球の動き」

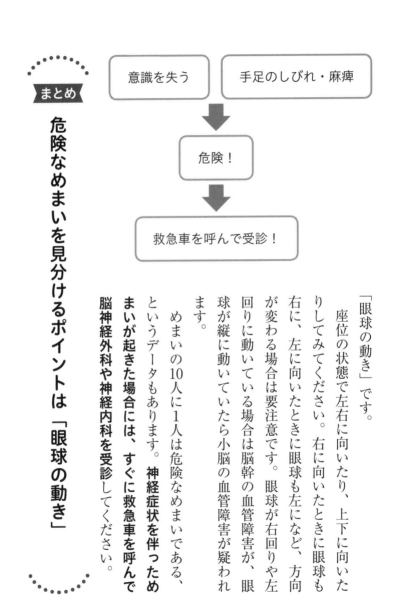

何科を受診すればいい？

●血圧が高くても低くてもめまいが起こる

めまいが起きたとき、多くの人は**内科**を受診されるようです。内科ではめまいの訴えに対して、まずは血圧を測ります。**血圧が高すぎても低すぎても、めまいは起こる**からです。

血圧の数値に問題がなければ、心電図をとります。

そこで、**不整脈や心筋梗塞を示すような波形が出たら、「心臓のトラブルが疑われる」**という話になります。

心電図に異常がなければ、採血し、数値に異常がないか調べます。その結果、**鉄分**

内科を受診

血圧測定	高血圧、低血圧
心電図	不整脈や心筋梗塞など心臓のトラブル
採血	鉄欠乏性貧血、動脈硬化など

耳鼻科を受診

耳鳴りや吐き気を伴う場合

が少なければ「鉄欠乏性貧血によるめまい」、「コレステロール値が高ければ「動脈硬化によるめまい」と診断され、めまいの原因と考えられるそれらの要因を改善する薬などを処方されます。内科での診察はこれで終わることがほとんどだと思います。

●耳鳴りや吐き気がある場合は耳鼻科を受診

ただし、これらに該当しなかった場合、あるいは**耳鳴りや吐き気などを伴う場合は、耳鼻科の受診をすすめられます。**

めまいはさまざまな要因から起こるた

め、なかなか診断がつきにくいのも事実です。受診する際には、どのようなめまいなのか（「グルグル回る」のか「フワフワする」のか）、いつ、どのような体勢のときにめまいが起きたのかなど、医師に伝えるようにしてください。

最初から耳鼻科を受診する場合は、ぜひ、めまい診療の専門知識と技術を持っている医師を訪ねてください。

詳しくは後述しますが、**同じ耳鼻科でも、めまい診療のプロフェッショナルとそうではない耳鼻科医では、大きな違いがあります。**

ぜひ、本書を通じてめまいに関する正しい知識を身につけ、自分のめまいの状態を把握したうえで受診してください。

まとめ

知識を身につけ賢く受診する

めまいはどうして起こる？

●感覚のズレによって起こる

めまいとは、「自分や自分の周囲が動いていないのにもかかわらず、動いているように感じる感覚異常」です。

めまいは感覚異常、すなわち感覚のズレによって起こるのです。そのメカニズムを説明する前に、まずは耳の構造についてお話ししておきましょう。

耳の中は、体の外側に近いところから順に、外耳、中耳、内耳の3つに分けられます。外耳は耳の穴から鼓膜の手前まで、中耳は鼓膜の手前から内耳まで、内耳はその

耳の構造

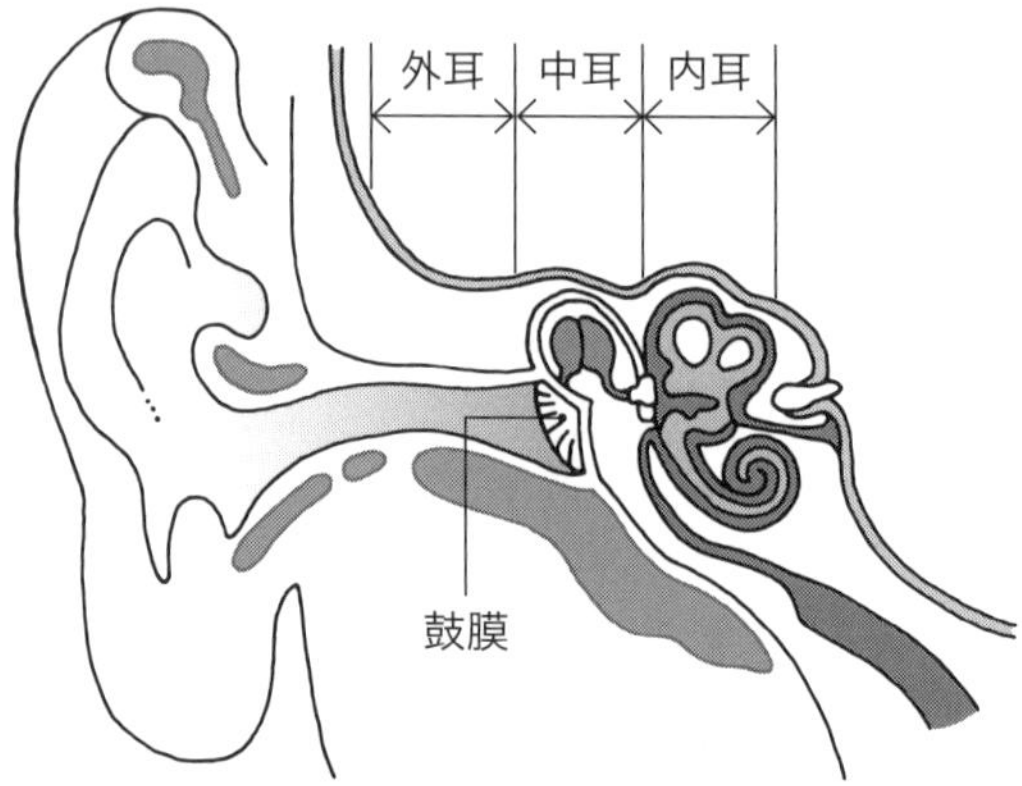
外耳
中耳
内耳
鼓膜

内耳の拡大図

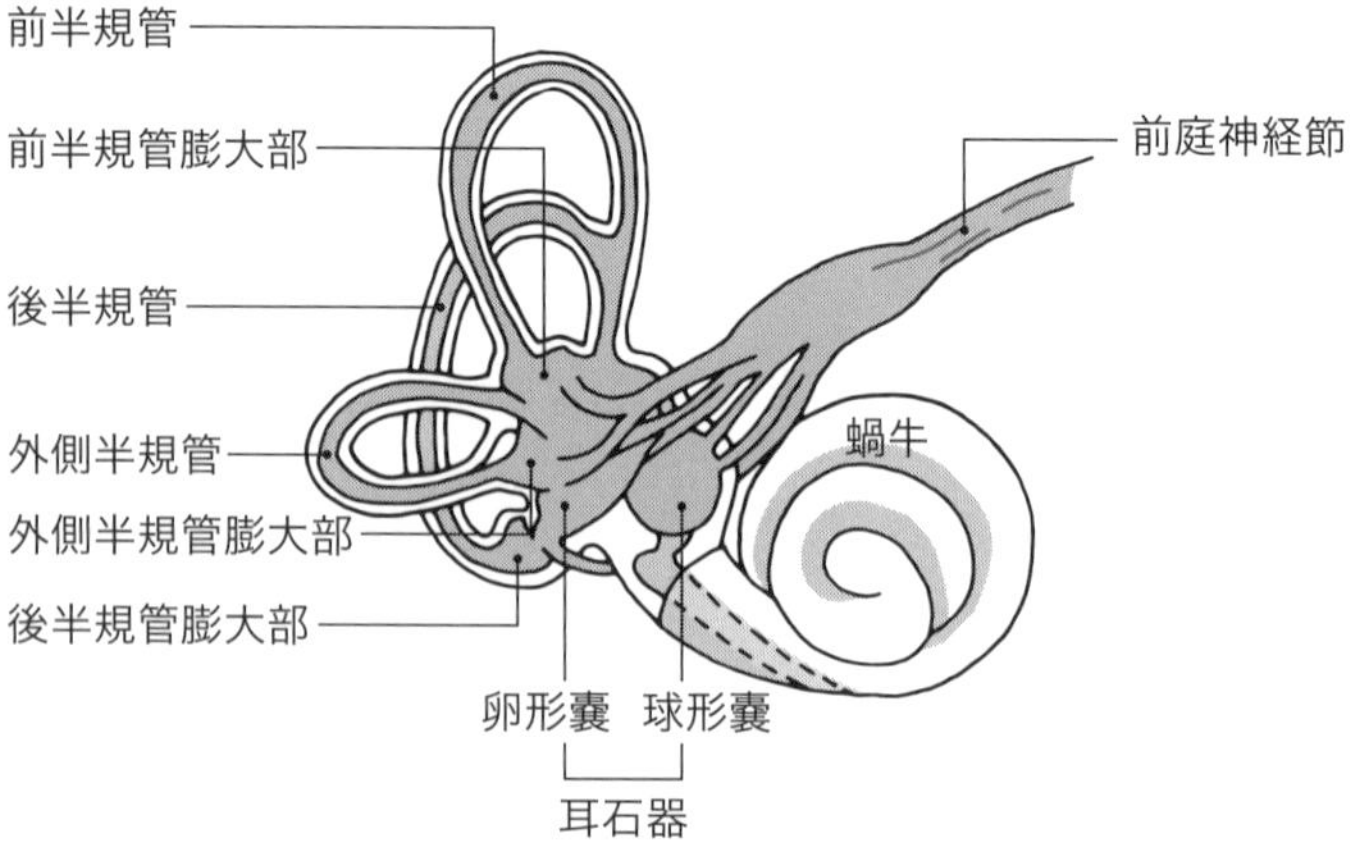
前半規管
前半規管膨大部
後半規管
外側半規管
外側半規管膨大部
後半規管膨大部
前庭神経節
蝸牛
卵形嚢
球形嚢
耳石器

奥の部分を指します。

このうち、めまいと関係するのは内耳です。内耳は平衡感覚を司っている器官で、鼓膜から伝わった音の振動を電気信号に変える「蝸牛《かぎゅう》」と、体のバランスを整える「三半規管《さんはんきかん》」と「耳石器《じせきき》」があります。三半規管と耳石器を合わせて「前庭迷路」と呼びます。

前庭迷路のうち、三半規管は回転運動を感じ取ります。

三半規管には、前半規管、後半規官、外側半規管という３つの半円形の管があり、前半規管と後半規管は垂直方向の回転運動を、外側半規管は左右の水平方向の回転運動を感じ取ります。

三半規管の中はリンパ液で満たされていて、その流れ方によって、３つの管の中にある感覚器官が、頭がどのような方向や速さで動いたかという情報をキャッチします。

それに対して、耳石器は、体の傾きや直線運動を感じ取ります。

耳石器の中には、「平衡砂《へいこうさ》」（耳石）という炭酸カルシウムの結晶が入っていて、体が傾いたり、重量がかかったりして平衡砂が動くと、その動き方を感覚細胞が受け取って、体の傾き方と直線運動を感じ取ります。

こうして、三半規管と耳石器によって得られた情報は、前庭神経という神経を通って脳へ伝えられるのです。

●情報が錯綜し脳が混乱してしまう

では、感覚のズレはどのようにして起こるのでしょう。

私たちは、動いているときも止まっているときも、つねに自分と周囲との関係を感じ取って、安定した姿勢や動作を保っています。

この機能を「空間見当識《けんとうしき》」といいます。この**空間見当識に何らかのトラブルが生じたときに、感覚のズレが生じる**のです。

このメカニズムは、一国の中枢機関にたとえると、わかりやすいかもしれません。

最高中枢である総理大臣を大脳とすると、前庭小脳は他の国から届く情報を調整する

めまいはどうして起こる？

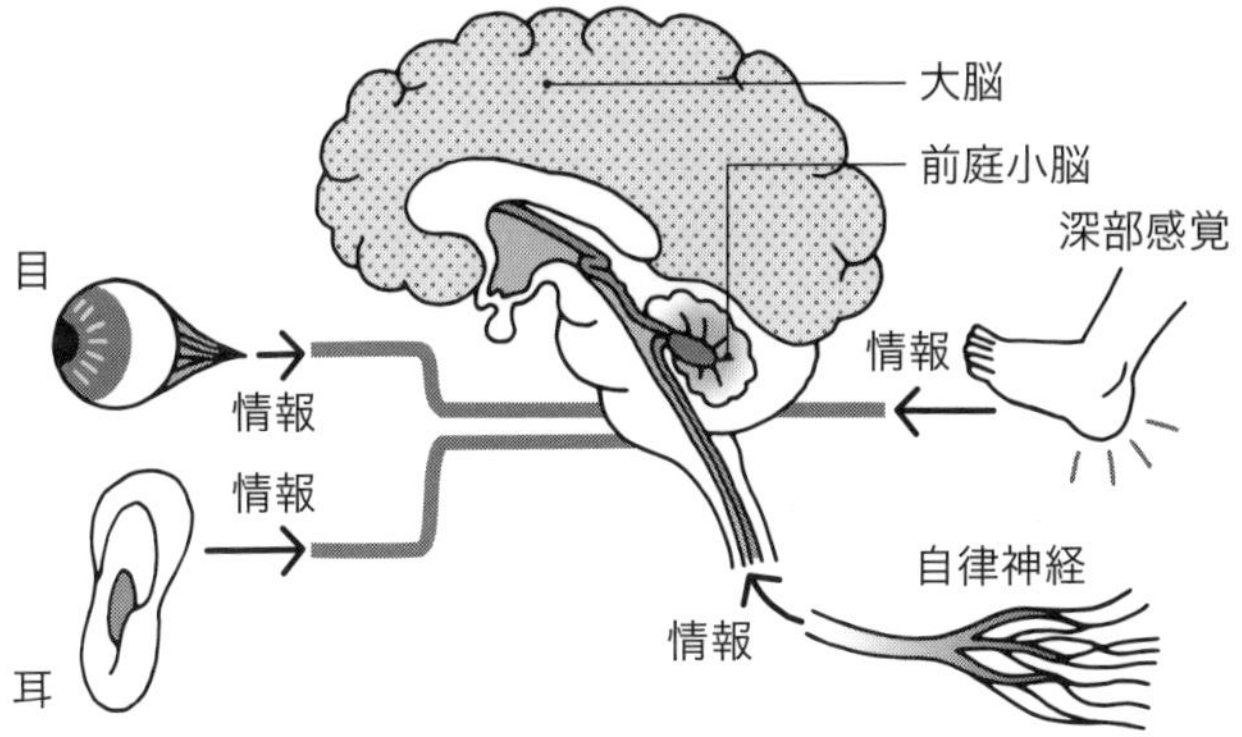

目、耳、自律神経、深部感覚から送られてくる情報に誤りがあると、前庭小脳は状況判断ができなくなり、大脳が混乱をきたしてめまいが起こる。

外務大臣、目や耳や足などの各機関が大使館に当たります。

　ある大使館からは「正常」という情報が送られてくる一方で、別の大使館からは「緊急事態発生」という情報が送られてくると、情報の調整役である外務大臣は混乱します。

　外務大臣が混乱すると、その情報に基づいて判断と行動をする総理大臣は、さらに混乱してしまいます。

　空間見当識が正常に機能するには、耳からの情報（平衡感覚）、目からの情報（自分がいる位置に対する視覚）、筋肉や

関節からの情報（状況に合わせて体を動かす深部感覚）、意思とは無関係に内臓や血管の働きを支配している自律神経からの情報（ストレスや疲労の状態をキャッチする感覚）によって、体が安定した状態にあることを認識する必要があります。
この4種類の経路から送られてくる情報にズレが生じたときに、めまいが起こるのです。

まとめ

空間見当識にトラブルが生じたときに、感覚のズレが生じる

シニア世代のめまいの特徴とは？

●複数の薬を飲んでいることもめまいの原因に

シニア世代以降のめまいには、特徴があります。**高齢になると、筋肉や筋力の衰えなどによって、ちょっとしたことでふらついてしまいます。**

階段を降りるときにふらつく、自転車に乗ってもふらついてしまうなど、**体のバランスをうまくとれないことからめまいが生じがち**です。

また、**複数の薬を飲んでいることも原因の一つ**。

シニア世代のめまいの特徴

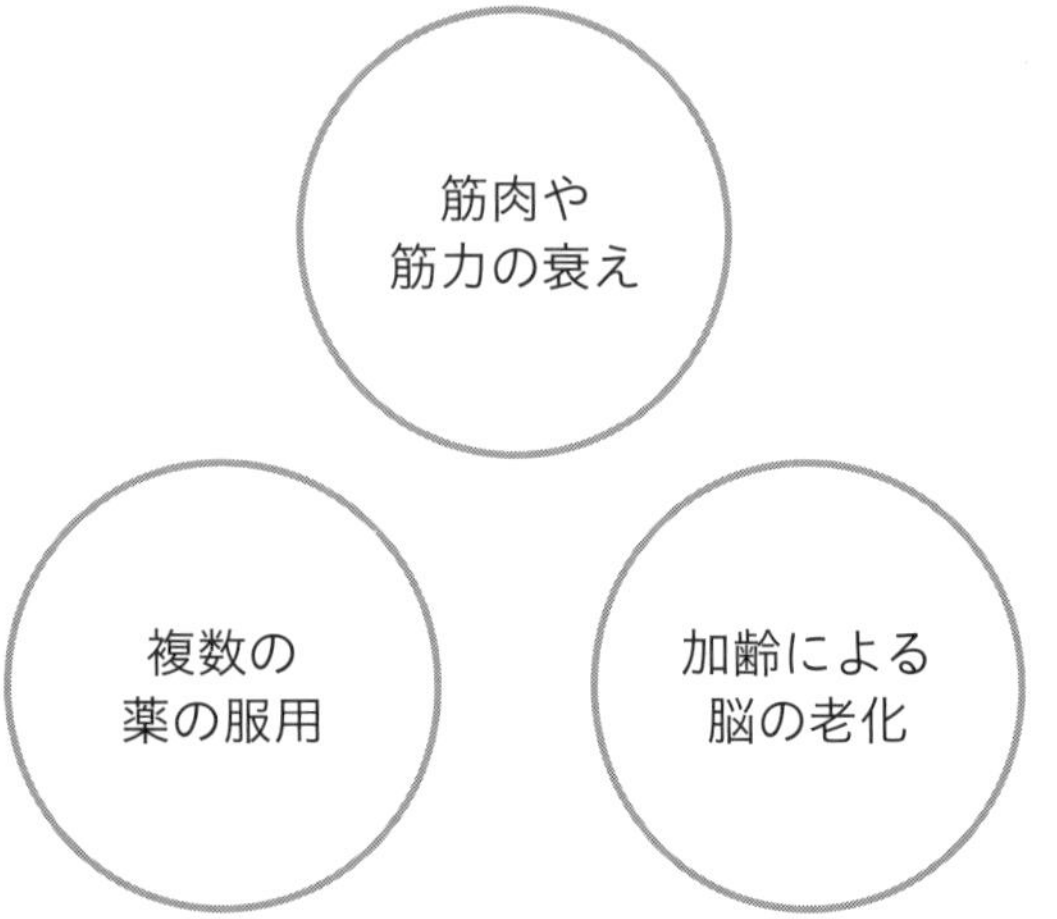

年齢とともに高血圧や脂質異常症、糖尿病……とあちこち不調が出てきて、1日に10種類以上の薬を飲んでいる人も少なくないようですが、それだけの量の薬を飲んでいたら、副作用の心配もあり、それがめまいを引き起こしているとも考えられます。

●加齢による脳の老化がめまいを引き起こす

残念ながら、加齢によって脳も老化します。三半規管と耳石器によって得られた情報が前庭神経を通って脳に送られることはすでに述べましたが、**動脈硬化が進行したり、脳の血管に小さな梗塞が**

あったりすると情報をうまく整理できず、めまいを感じるようになってしまうのです。

その場合、効果的なのは血流を改善する薬です。脳の血流がよくなれば情報が伝わりやすくなり、体への指令もスムーズにできるようになって、めまいの症状が改善されていきます。

ちなみに、脳の血流改善は認知症予防にも役立ちます。いつまでも自立して、自分らしく充実した毎日を送るためにも、シニア世代に入って体がふらつくことが増えてきたら、「これくらい大丈夫」と思わず、一度、脳の検査を受けてみたほうがいいかもしれません。

まとめ

歳《とし》を重ねると、筋力の衰えからちょっとしたことでふらつくように

めまいにはどんな種類がある？

●「回転性」と「浮動性」に大別される

めまいは、その発生機序（発生するしくみ、メカニズム）から区分すると、**「回転性めまい」と「浮動性めまい」に大別されます。**

細かく分けると、そのほかにも**「動揺性めまい」**、**「眼前暗黒感」**と**「失神発作」**、**「一過性、反復性（交代性）動揺視」**が挙げられます。

「動揺性めまい」は、頭や体がグラグラあるいはユラユラと揺れている感じのするめまい。「眼前暗黒感」は目の前が真っ暗になるめまい、「失神発作」は短時間（1分間以内）の一時的な意識消失を伴うめまいです。

「一過性、反復性（交代性）動揺視」は、物が揺れて見える症状で、広義のめまいに含まれます。

●「回転性めまい」は内耳の障害が原因

めまいと聞いて多くの人がイメージするのは、「回転性めまい」でしょう。回転性めまいは、内耳の障害が原因で起こります。

内耳の障害によって起こるめまいは、**「メニエール病」**、**「前庭神経炎」**そして**「BPPV（良性発作性頭位めまい症）」**がほとんどで、中でも最も多いのがBPPVです。本来、前庭の卵形嚢《らんけいのう》に固定されているはずの耳石が平衡斑《はん》からはがれて三半規管に入り込むなどして、めまいが起こる疾患です。

「BPPV」の特徴は、①ある特定の頭位で、②回転性めまいが数秒～数分間続く、③吐き気を伴う場合はあるが、耳鳴り、難聴は伴わない、④20歳以降はどの年代にも多い、という4点です。

めまいが起こりやすいのは、寝ている状態から起き上がったり、急に上を向いたり

半規管の膨大部

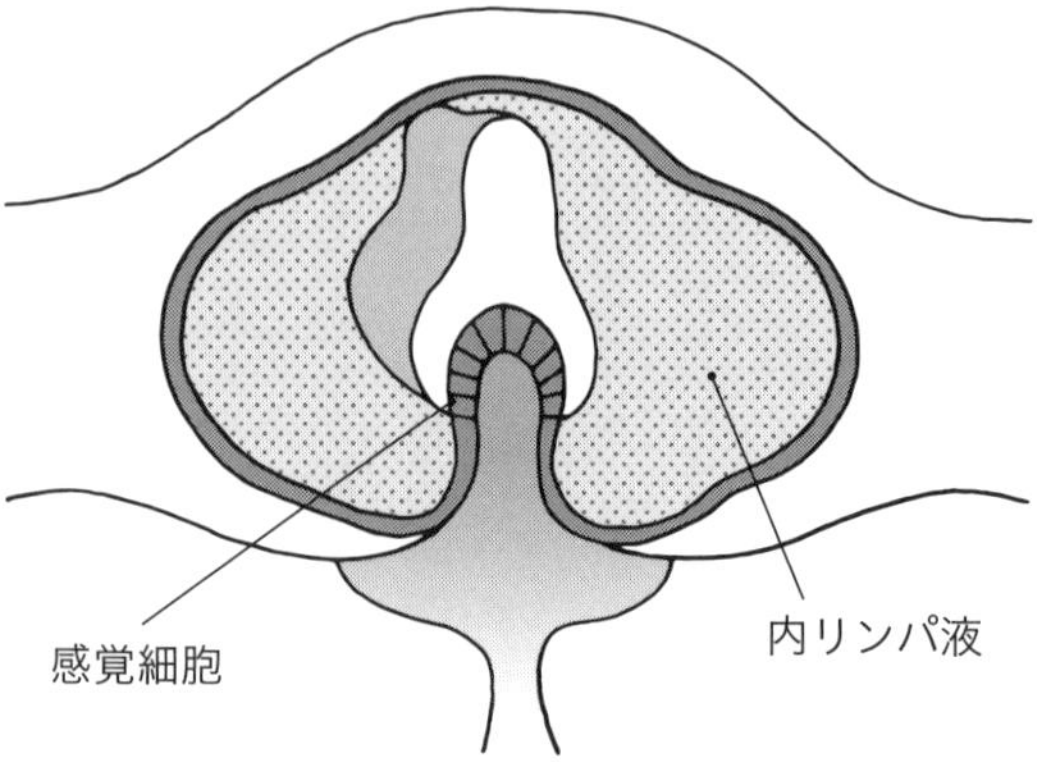

耳石器（卵形嚢）

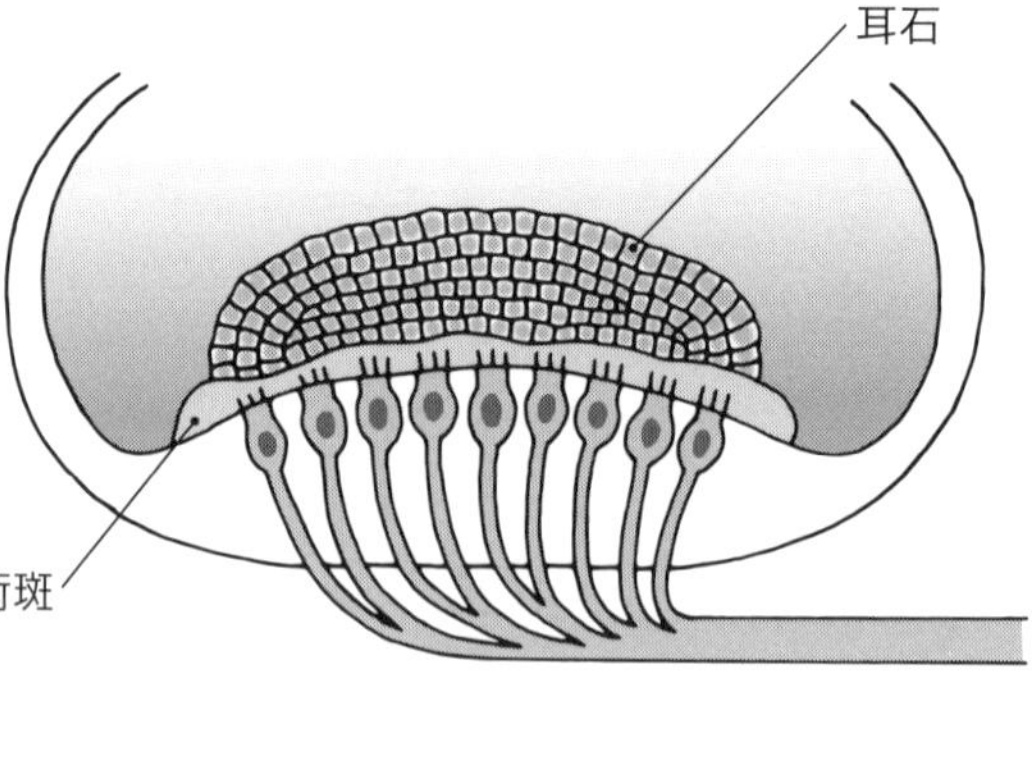

BPPVは、卵形嚢の耳石がはがれて三半規管のいずれかに入ることで起こる。

BPPVが起こるしくみ

耳石がはがれる

加齢、女性ホルモン減少、内耳の病気などの要因で、平衡斑の上にある耳石がはがれる。

↓

はがれた耳石が三半規管に入り込む

就寝時に横になると耳石が平衡斑からこぼれ、三半規管に入り込む。

↓

頭が動くことで、三半規管に入った耳石が動く

朝、起き上がり頭を動かすことで、三半規管に入った耳石が動く。その耳石が膨大部に入り感覚細胞を刺激。

など、頭を大きく動かしたときです。

次に多いのが「**メニエール病**」。

これは、内耳を満たすリンパ液が過剰にたまり、水ぶくれの状態になって感覚に異常を起こす疾患です。

特徴は、**①激しい回転性めまいが数時間続く、②耳鳴り、難聴、嘔吐を伴う、③片方の耳から不調が生じることが多い、という3点**です。

「**前庭神経炎**」は、内耳と脳をつなぐ前庭神経に炎症が起こる疾患です。

特徴は、**①回転性めまいが数日間にわたって断続的に続く、②耳鳴り、難聴は伴わず、嘔吐は頻回、③眼振《がんしん》（眼球が一方向にすばやく動いてから、それより遅**

い動きで元の位置に戻ることを繰り返す現象）を伴う、という3点です。

回転性めまいは、一部の前庭神経炎を除くと長時間、持続するわけではありません。

たとえば、急性の回転性めまいを起こして救急搬送されたとします。

救急病院ではＣＴ（コンピュータ断層撮影）やＭＲＩ（磁気共鳴画像診断）による検査を行ない、脳に異常がなければ耳鼻科へ行くように指示をします。そこで後日、耳鼻科へ行くと、すでに回転性めまいはおさまっていて、浮動性めまいに変わっていることが少なくありません。

まとめ

回転性めまいのほとんどは、長時間持続するわけではない

フワフワめまいはなぜ特定しづらい？

●浮動性めまいは見逃されやすい

前の項目で、急性の回転性めまいが起きても、後日、耳鼻科へ行くときにはすでにおさまっていて、浮動性めまいに変わっていることが少なくないと述べました。

ところが、めまいというとほとんどの人が「回転性めまい」を思い浮かべるために、浮動性めまいに変わっていても、本人にはめまいを起こしているという自覚がありません。

実は、耳鼻科医の中にも、めまい＝回転性めまいだと思い込んでいる人がいます。

その結果、**浮動性めまいは心因性（精神的な原因）のめまいと診断され、精神科や心療内科へ行くように指示されます。**

もちろん、浮動性めまいの中にも心因性のものもあり、その場合は、精神科や心療内科で適切な治療を受ければ、治る可能性は高いでしょう。

しかし、浮動性めまいのほとんどは別の原因で起こります。そのため、**精神科や心療内科を受診しても、めまいはおさまりません。**

浮動性めまいの治療にたどり着けない人が続々と誕生しているのは、こうした背景からです。

●浮動性めまいの患者さんは2200万人！

現在、日本には、めまいの患者さんが約3000万人いると推定され、そのうち回転性めまいは800～1000万人で、残りの2000～2200万人は浮動性めまいに悩んでいるといわれています。

つまり、**浮動性めまいは回転性めまいの約2倍もの患者さんがいながら、適切な治**

療を受けられずに、めまいの症状に悩まされ続けているのです。私たちが本書であえて「浮動性めまい」を扱う理由は、ここにあります。

浮動性めまいとは、「体がフワフワと浮いているような感じがする」「足元がフワフワして地に着かない感覚」などと表現されるめまいです。

浮動性めまいは、めまいの症状としては一般的にあまり知られていませんが、実は非常に多くの人が悩まされています。

浮動性めまいの場合、梅毒感染や結核の治療薬の副作用による障害など、ごく少数の例外を除いて、内耳は関与していません。そのため、耳鼻科で検査を受けても「異常なし」「心因性のめまい」と診断されるケースが少なくないのです。これが、浮動性めまいのやっかいなところです。

●最大の原因は「自律神経の障害」

先述のとおり、うつや不安など心因性のものもありますが、**浮動性めまいを起こす最大の原因は「自律神経の障害」**です。

自律神経とは、意思とは関係なく血管や内臓の働きを支配している神経のことです。自律神経には、緊張時に優位になる交感神経と、リラックス時に優位になる副交感神経の2種類があり、両者はヤジロベエのようにバランスをとりながら活動をしています。この機能を、ホメオスタシス（恒常性）といいます。

そして、交感神経と副交感神経のどちらにも傾かず、バランスを保っている状態こそが、健康である証なのです。

しかし、ストレスや不規則な生活で緊張状態が続くと、自律神経のバランスが乱れてさまざまな不調が現れます。

ストレスが蔓延し、つねに緊張状態を強いられる現代社会においては、交感神経が優位な状態が続きがちで、さまざまな病気や症状が現れるようになりました。浮動性めまいも、その一つなのです。

●頸椎の異常も浮動性めまいの原因となる

自律神経の異常のほか、頸椎《けいつい》（背骨の首の部分）の異常も浮動性めまいの原因となることがあります。

脊椎《せきつい》（背骨）は、椎骨《ついこつ》という骨が積み重なって構成されています。

ヒトの体を横から見ると、脊椎がゆるいS字形のカーブを描いていることがわかります。

一般的に7個の椎骨からなる頸椎は前方に、12個の椎骨からなる胸椎《きょうつい》（背骨の胸の部分）は後方に、そして5個の椎骨からなる腰椎《ようつい》（背骨の腰の部分）は前方にふくらんでいます。これは、重力に伴う頭や上半身の重さを分散させるために、ヒトが二足歩行に移行するとともに現れた進化なのです。


ところが現代は、パソコンや携帯電話、スマートフォン（スマホ）などが普及したことで、多くの人は猫背になりがちで、首を前に突き出すような前かがみの姿勢をとるようになりました。

その結果、本来は前方にゆるいカーブを描いているはずの頸椎がまっすぐになる「ストレートネック」に悩む人が急増しています。ストレートネックが別名「スマホ首」といわれるのは、そのためです。


ストレートネックの状態で歩くと、着地したときの振動が頭蓋骨に直接響き、その

脊椎の構造

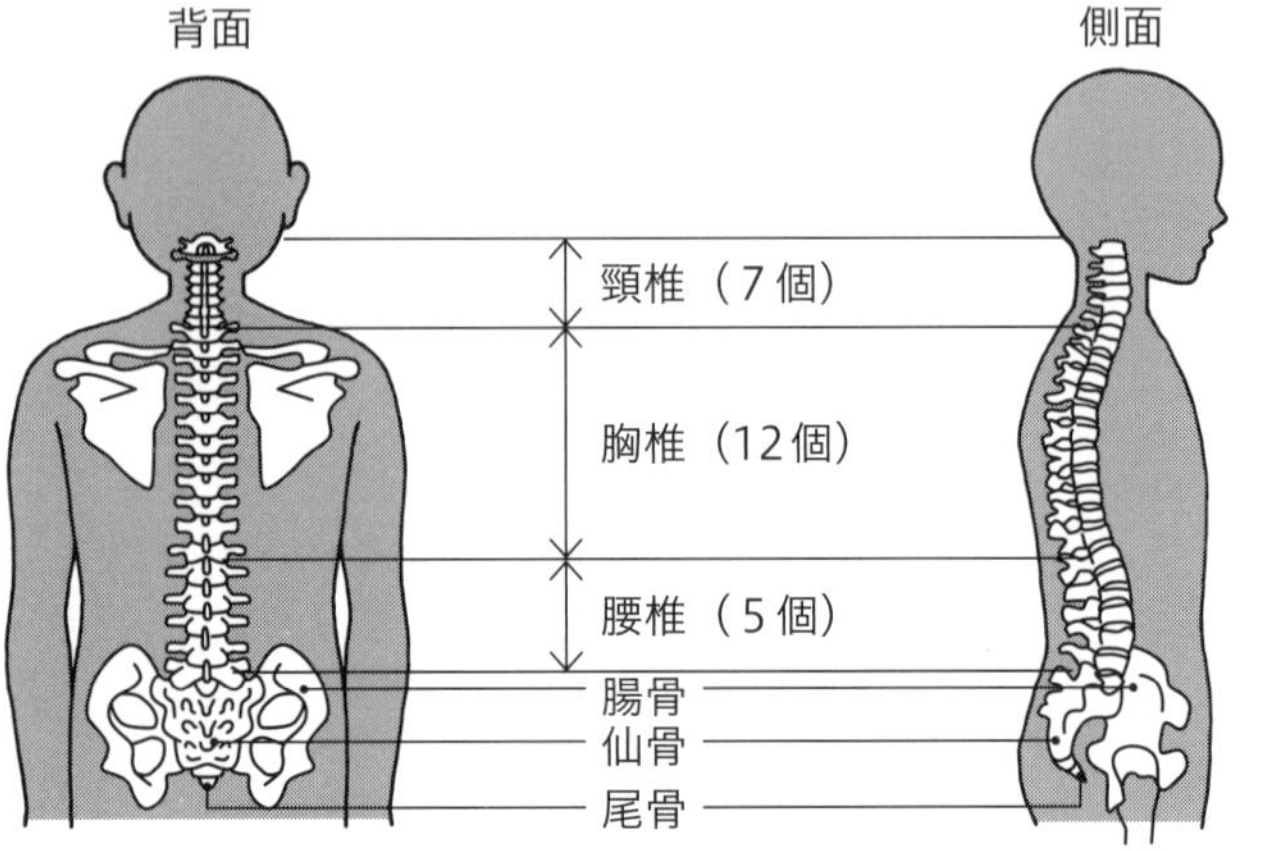

影響で浮動性めまいが起きるのです。

浮動性めまいは、発症してから2週間以内の急性期、1カ月以内の亜急性期、3カ月以上経過した慢性期に分けられます。

●浮動性めまいは高齢者にとくに多い

このうち、問題になるのは慢性期の浮動性めまいです。

耳鼻咽喉科、内科、脳外科を統合した「神経耳科学」では、慢性期の浮動性めまいを「持続性知覚性姿勢誘発ふらつき」（Persistent Postural Perceptual Dizziness＝PPPD）という新しい概念で

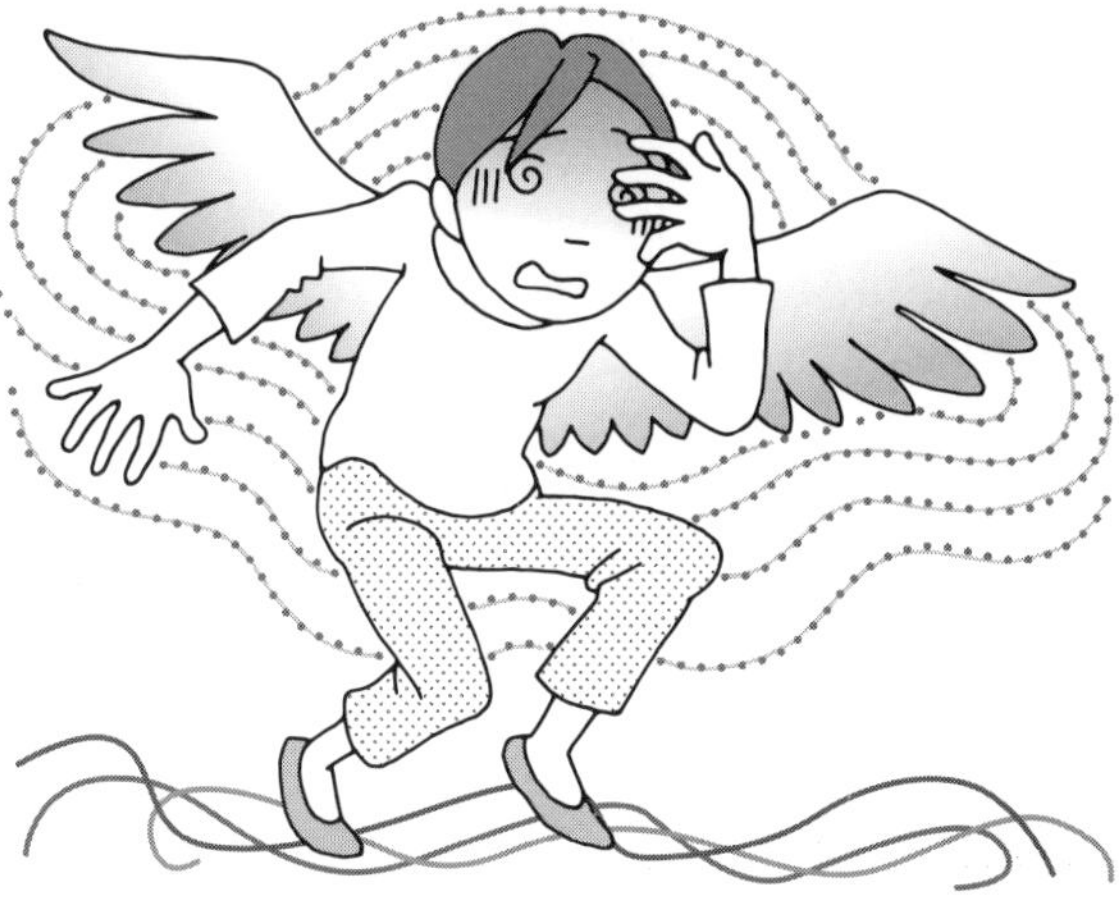

「体がフワフワと浮いているような感じがする」「足元がフワフワして地に着かない感覚」の浮動性めまいは高齢者にとくに多い。

とらえ、**「慢性浮動性めまい」**と呼んでいます。3カ月以上続くフワフワ感があれば、慢性浮動性めまいが疑われます。

本書では、一般の方にもわかりやすいように、「フワフワめまい」と呼んでいきます。「フワフワめまい」といった場合、「慢性浮動性めまい」を指すと思ってください。

なお、発症してから2週間以内の急性期、1カ月以内の亜急性期の浮動性めまいは、ヘルペス（単純疱疹《ほうしん》・水痘《すいとう》・帯《たい》状《じょう》疱疹）なども原因と考えられています。

フワフワめまいは、子どもから高齢者まで幅広い年齢層に及びますが、とくに

多いのは高齢者です。

これは、加齢も関係していると思われます。また、女性ホルモンの影響を受けることから、女性のほうがやや多いようです。

前述のとおり、フワフワめまいに内耳はほとんど関与しません。したがって、内耳にアプローチした治療をしても治らないのです。

唯一の例外は、左右両側の内耳が障害を受けた場合です。

梅毒に感染した人や結核の治療薬であるストレプトマイシンやカナマイシンを服用した人が両側の内耳に障害を受けると、フワフワめまいが現れることがあります。ただし、その確率はきわめて低いと考えられます。

まとめ

フワフワめまいには非常に多くの人が悩まされている

フワフワめまいの診断と治療とは？

●生活習慣の改善を指導

フワフワめまいの患者さんに対し、私たちのクリニックでは次のような手順で診断と治療を行なっています。

まず、原因を突き止めるために行なうのが、**聴力検査**、**X線検査**、眼運動検査、重心動揺検査、そして**自律神経機能検査**です。

聴力検査は内耳の状態を調べるため、X線検査は頸椎の状態を調べるため、自律神経機能検査は心電図などを使い、自律神経の状態を調べるために行ないます。

また、心因性のフワフワめまいであるかを調べるために、**「うつのチェックシート」**や**「不安のセルフチェックシート」**に記入してもらいます。

最後に、**DHI（Dizziness Handicap Inventory＝めまいの問診票）**というアンケートを行ない、フワフワめまいによって日常生活にどのような支障をきたしているのかを調べます。これは、患者さん自身が自分の状態を知るという意味でも、とても重要なものです。

以上の検査やチェックをしたうえで、**環境調整**を約1週間から2週間行ないます。環境調整とは、患者さんの環境の問題点を洗い出し、たとえば「カフェインの摂取を控える」というように、**生活習慣の改善**を指導します。

この間、薬の投与などは行ないません。

●カクテル療法で改善しない場合はリハビリテーションに移行

環境調整を行なっても症状の改善が見られない場合は、**「カクテル療法」**を行ないます。カクテル療法とは、複数の薬を患者さんの症状や体質に合わせ、組み合わせて投与し、症状を抑える治療のことで、「多剤併用療法」ともいいます。

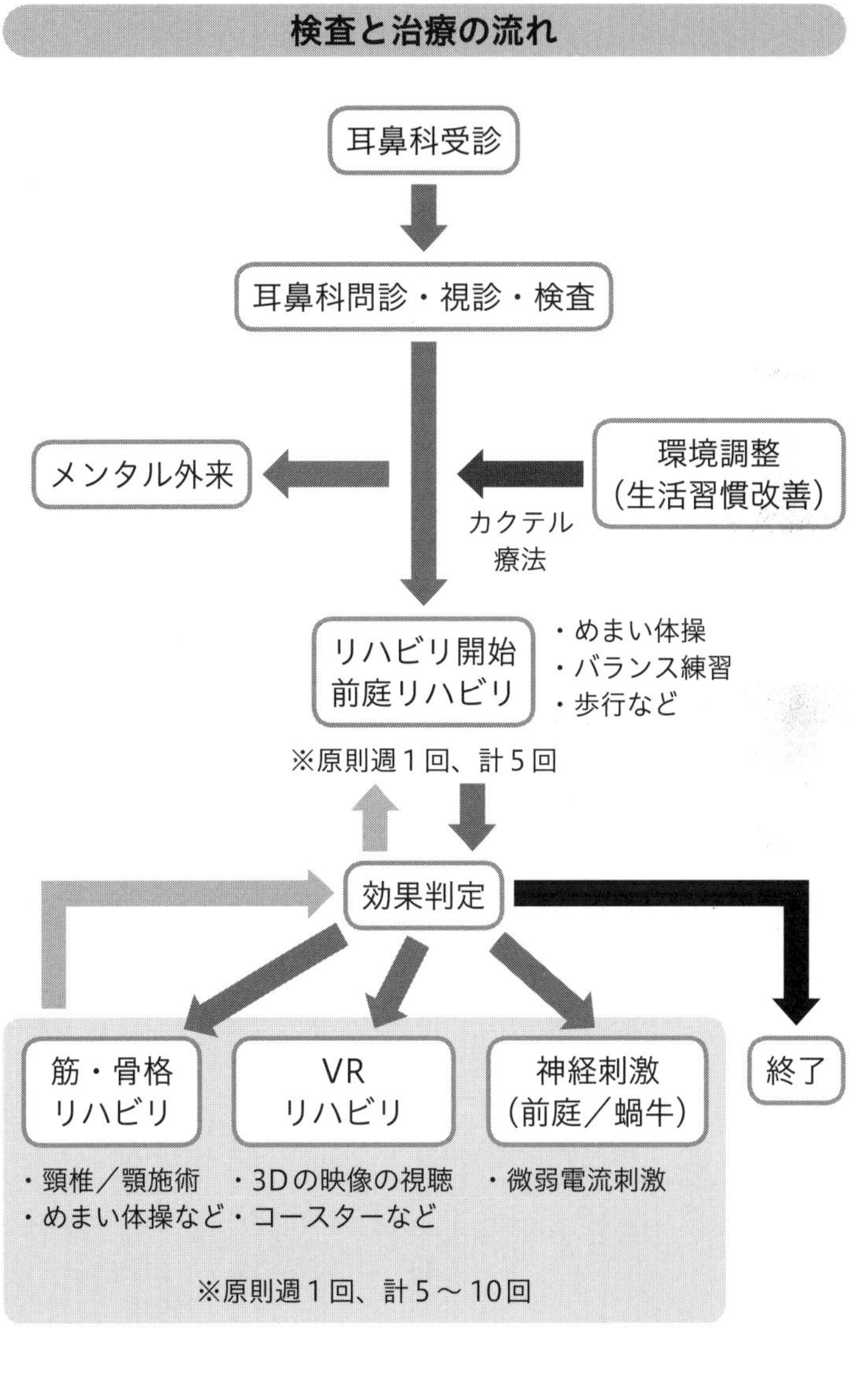
検査と治療の流れ
耳鼻科受診
耳鼻科問診・視診・検査
メンタル外来
環境調整
(生活習慣改善)
カクテル
療法
リハビリ開始
前庭リハビリ
・めまい体操
・バランス練習
・歩行など
※原則週1回、計5回
効果判定
終了
筋・骨格
リハビリ
VR
リハビリ
神経刺激
(前庭／蝸牛)
・頸椎／顎施術
・めまい体操など
・3Dの映像の視聴
・コースターなど
・微弱電流刺激
※原則週1回、計5～10回

どのような薬を組み合わせるかは医師の判断とさじ加減によるので、フワフワめまいに対する決まった組み合わせはありません。

カクテル療法でも改善が見られない場合は、患者さんの状態に応じた**リハビリテーション（機能回復訓練）**に移行します。

たとえば、頸椎に原因がある人には首の筋肉の緊張をやわらげて可動域を広げるリハビリ、前庭迷路に原因がある人には、動くものを目で追って平衡感覚を鍛えるリハビリを行ないます。

めまいのリハビリは、まだまだ確立されていない分野です。前庭リハビリが一般的ですが、当院では現在、ＶＲ（Virtual Reality＝仮想現実）技術を使ったリハビリで脳を刺激し、フワフワめまいを改善する試みも始めています。

以上のようなリハビリを行なっても効果がない場合は、心因性のフワフワめまいと診断し、精神科や心療内科への転院をすすめます。

まとめ

リハビリでも効果がない場合は心因性のフワフワめまいと診断

「めまい相談医」とは？

●ふらっとしたら、専門医に相談を

「フワフワめまい」が見過ごされるように、すべての耳鼻科医がめまいに詳しいかどうかはわかりません。

めまいを発症したときは、めまい専門の医療機関を受診してください。めまい診療の専門知識と診療技術を持つ、「日本めまい平衡医学会」が認定した「めまい相談医」です。

めまいが起きて医療機関に行くと、まずは内科、それから耳鼻科を受診し、検査の結果、異常がないと「気のせいでしょう」「加齢によるものだから、しょうがないです」などと言われてしまうことが少なくありません。とくにフワフワめまいは診断名が確定しないまま、放り出されてしまうことになります。

めまい相談医は全国に757名（2022年9月現在）、ほぼすべての都道府県にいますので、まずは近くのめまい相談医を探してください。

めまい相談医の一覧表は、「日本めまい平衡医学会」のホームページ（※）に掲載されています。

まとめ

近くの「めまい相談医」を探そう

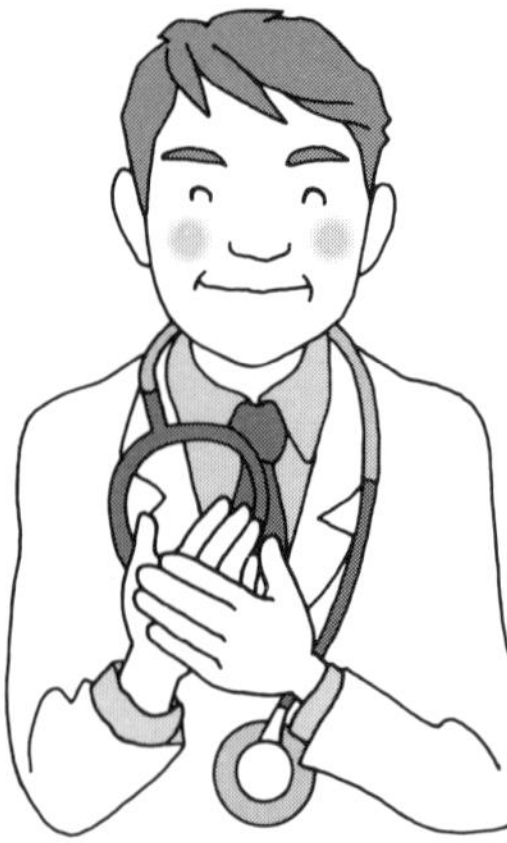

※　https://www.memai.jp/

フワフワめまいのセルフケアとは？

●キーワードは「体温」「食事」「睡眠」

繰り返しになりますが、**フワフワめまいの原因は内耳にはなく、自律神経にあります。**例外的な内耳の障害の場合、患者さんが自分で症状を改善させることはなかなかむずかしいのですが、**自律神経の乱れは、自分で整え正すことができます。**

自律神経のバランスを崩す最大の原因は、ストレスです。

したがって、**ストレスを解消することこそが、フワフワめまいを改善させる近道になります。**

ストレスを解消し、自律神経のバランスを整えるためのキーワードは、「体温」「食事」「睡眠」です。まずは、体温から説明していきましょう。

●1日の中で体温が理想的な線を描くように

適切な食事と睡眠の指標となるのは、体温です。

人間には、体温やホルモンの分泌といった体の基本的な機能が約24時間周期のリズム（サーカディアンリズム）を刻む、「体内時計」が備わっています。

この体内時計のリズムによって、人間の体温は朝の起床直後から徐々に上昇し、午後2時ごろにピークに達した後、徐々に下降して、睡眠時に最も低くなるよう設定されています。

ところが、**フワフワめまいの患者さんの多くは、体温の変動リズムに異常が見られます。体温が1日中低いままだったり、上昇・下降する時間がズレていたりするのです。**

人間の体は、起床後から体温や血流が上がり、日中、活発に活動できる状態になり

理想的な体温変化

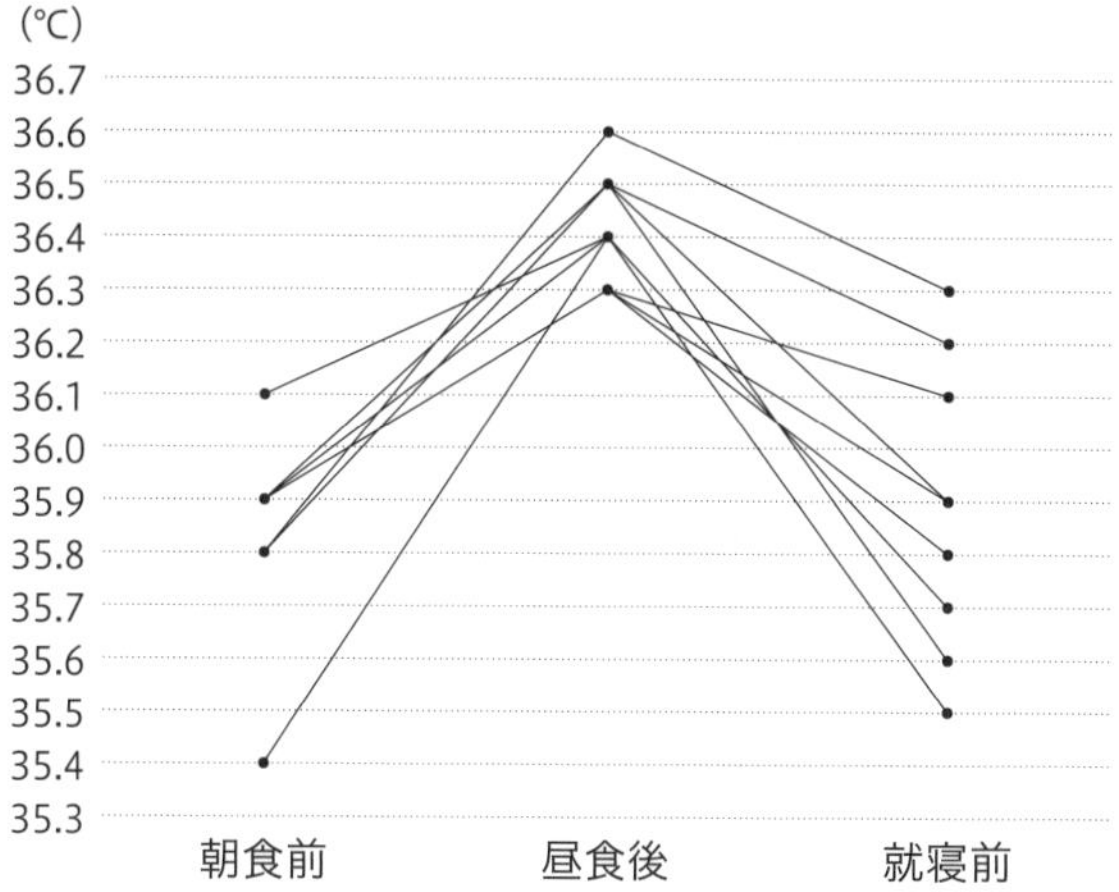

出典：坂田英明著『フワフワするめまいは食事でよくなる』（マキノ出版）

ます。そして夕方以降、副交感神経が優位になり、体温が下がって休息モードになります。

ということは、**体温の変動リズムの乱れは、自律神経のバランスが崩れていることも意味する**のです。

なお、基礎代謝量（安静にしているときに消費するエネルギーの量）が低い高齢者では、冷え性や低血圧の人の体温がとくに低めです。

体温が1度下がると免疫力は30％下がるともいわれています。自律神経と免疫力は密接につながっているので、納得できる話です。

低体温の人は、体温を上げる必要があります。

ただし、**単に体温を上げればいいというわけではありません。1日の中で体温が理想的な線を描くように上げる必要があります**（前頁図参照）。

体温が、この図に示したような変化を描くようにすれば、自律神経のバランスが安定し、フワフワめまいを改善させることができるのです。

フワフワめまいの患者さんは自律神経が乱れ、1日を通して体温変化がほとんどなくなってしまいます。この現象は、共同研究者である中村由美氏によって発見されました。

まとめ

ストレス解消が、フワフワめまいを改善させる近道

フワフワめまいは食事で改善！

●カギは「腸」にあり

体温に次いで、「食事」についてです。

フワフワめまい改善には、自律神経のバランスを整えることが重要です。そのカギとなるのは、腸です。

「脳腸相関《のうちょうそうかん》」という言葉をご存じでしょうか。腸は独自の神経ネットワークを持っているといわれ、脳からの指令がなくても独立して活動することができます。「腸は第二の脳」といわれるのは、そのためです。

ストレスでお腹が痛くなったり、お腹を下したりすることはありませんか？

それは、脳が自律神経を介してストレスの刺激を腸に伝えるからです。

逆に、腸が病原菌に感染すると脳で不安感が増すといわれています。それほど、脳と腸はお互いに影響し合っているのです。

ということは、腸が元気になれば脳も元気になり、逆に腸の状態が悪くなると、脳の健康も損なわれてしまいます。

したがって、**ストレスに強い脳にして自律神経のバランスをよい状態に保つためには、腸を元気にする必要があるの**です。

●心の安定のためには腸を元気にすることが先決

腸が健康だと、「幸せホルモン」ともいわれるセロトニンの産生が活発になります。セロトニンがきちんと作用するとストレスを軽減し、精神状態を安定させます。反対にセロトニンが不足すると、イライラしたり、怒りっぽくなったりしてしまいます。

カギは腸の働きにある！

・セロトニンが
ストレスを
軽減する

・脳が元気になる

・アドレナリンが
やる気を
わきあがらせる

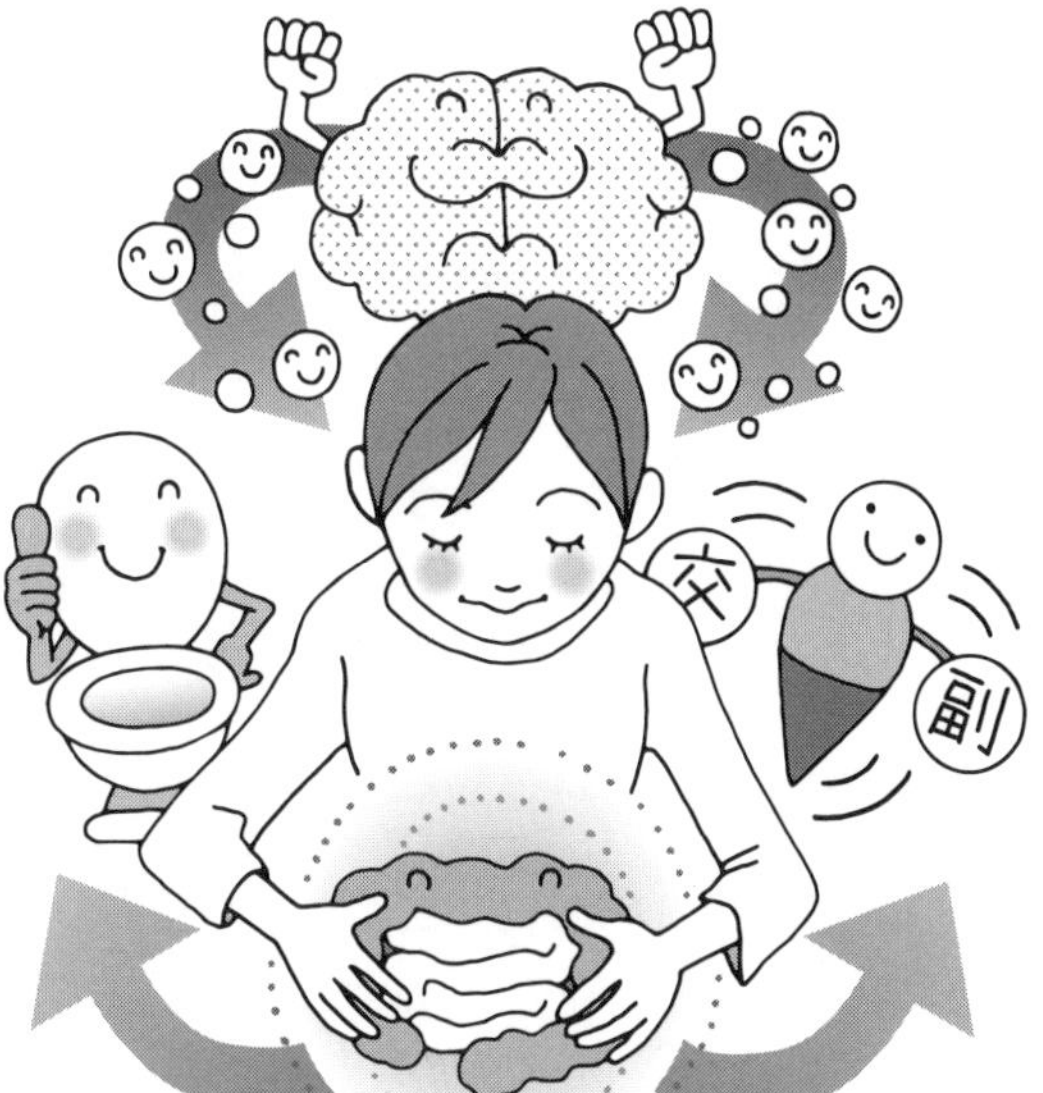

・排便などによる
デトックス効果

・自律神経の
バランスが整う

・ドーパミンが
幸せ感を
もたらす

体内のセロトニンの約90％は腸に存在します。対して、脳内にあるセロトニンの量はたったの約2％。心の安定のためには、腸を元気にすることが先決なのです。

また、**腸の働きがよいと排便などによるデトックス効果が高まり、よい血液が送り出されるため、自律神経全体を活性化してくれます。するると、さらに腸の働きがよくなり、自律神経のバランスが整うという好循環が生まれます。**

腸を元気にする食事については、PART2で詳しく紹介します。

まとめ

腸の働きがよいと自律神経全体が活性化される

加齢によって腸も老化する

●腸内細菌のバランスが崩れやすい

人間の腸粘膜を広げると、バドミントンコートの約半面分の大きさになります。そこには約200種類、数にして約100兆個もの細菌（腸内細菌）がすんでいるといわれています。

腸内細菌は、種類ごとにグループを作って腸壁にすみついています。その様子が花畑のように見えることから、「腸内フローラ」と呼ばれます。

腸内細菌は、その働きから大きく「善玉菌」「悪玉菌」「日和見《ひよりみ》菌」の3つに分類さ

腸内環境が安定するバランスのよい状態

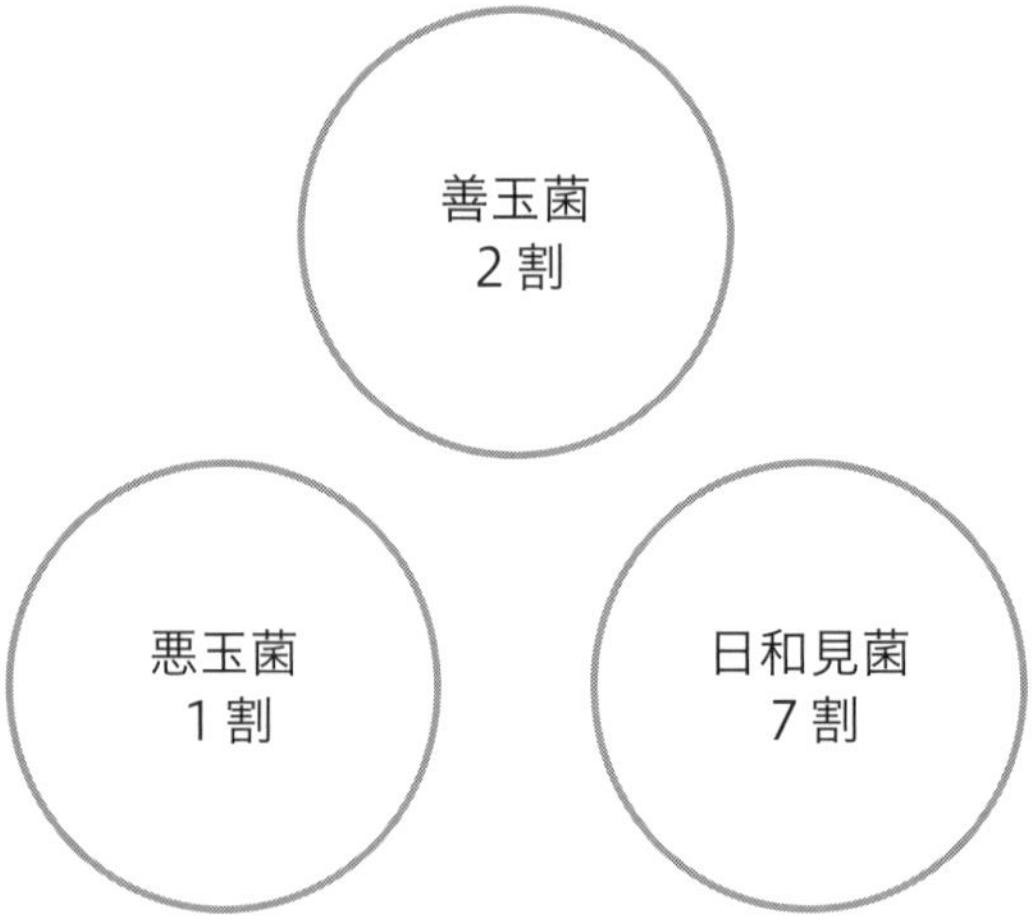

れます。

一般的に、**善玉菌が2割、悪玉菌が1割、日和見菌が7割の割合で存在するのがバランスのよい状態で、腸内環境が安定します。**

この割合が崩れ、悪玉菌が増えすぎると腸内環境が悪くなり、自律神経のバランスも乱れやすくなってしまうのです。

腸内細菌のバランスが悪化する原因はさまざまですが、その原因の一つに加齢が考えられます。

腸内細菌は生まれたときから腸にすみついているわけではありません。赤ちゃんは、お母さんのお腹の中にいるときは

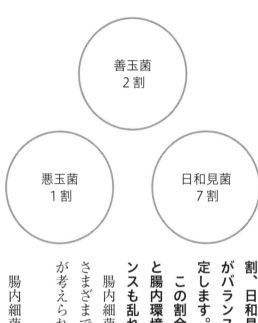

無菌状態で、肛門近くの産道を通って生まれてくるときに、お母さんの腸内細菌が移りすむと、一般的には考えられています。

その、お母さんから受け継いだ腸内細菌をもとに、外の世界と触れ合うことで腸の中に細菌を増やしていきます。

そして、生まれてから1年半かけて取り込んだ腸内細菌が、腸内フローラ（腸内細菌叢《そう》）を組成します。

腸内フローラの状態は、**加齢に伴ってそのバランスが変化し、60代以降は善玉菌が減り、悪玉菌が増える**という研究結果があります。

ただし、生活習慣の見直しなどによって善玉菌を活性化させたり、数を増やしたりすることも十分可能です。

まとめ

生活習慣の見直しで善玉菌を活性化できる！

加齢とともに自律神経も老化する

●自律神経の老化には活性酸素が関係する

自律神経の働きも、残念ながら年齢とともに低下します。

50代になるころには、20代の3分の1程度になってしまうともいわれています。これには、「**活性酸素**」が関係しています。

酸素は生きていくうえでとても重要なものですが、外部からの刺激を受けると体内でさまざまなものに反応しやすい活性酸素となります。

活性酸素は強い攻撃力を持っていて、体の中に侵入した細菌やウイルスを撃退する

役目を果たしていますが、増えすぎると正常な細胞を傷つけて酸化させ、老化を引き起こします。

自律神経も、活発に働いて大量の酸素を消費すると活性酸素が発生し、それが自律神経の神経細胞を酸化させ、老化を招いてしまうのです。

自律神経が老化するとその機能は低下します。

年齢を重ねると疲れやすくなったり、体のあちこちに不調が出てきたりするのは、自律神経の老化が背景にあるからです。

腸も同様で、自律神経が老化するとその機能が低下します。すると、さらに自律神経の機能が落ちる……という悪循環に陥ってしまうのです。

まとめ

歳を重ねて疲れやすくなるのは自律神経の老化が背景にある

善玉菌を増やす努力を

●乳酸菌が豊富な食べものを食べる

先に、「生活習慣の見直しなどによって善玉菌を活性化させたり、数を増やしたりすることも十分可能」だと述べました。

腸や自律神経の老化による腸内フローラの変化は避けられませんが、毎日の食事や生活によって、その状態はいくらでも改善できるのです。

とくに食事は、腸内フローラに大きく影響します。

善玉菌を含む食べものを多く摂るようにしましょう。

善玉菌の代表格は乳酸菌です。

乳酸菌が豊富な漬物やヨーグルト、チーズなどを積極的に摂りましょう。

さらに、**食物繊維を摂ることも大切**です。

食物繊維は腸内細菌のエサとなり、善玉菌を増やし、数の多いほうに加勢する日和見菌も増やします。

また、腸内の悪玉菌や有害物質を減らします。


PART2からは、善玉菌を増やす食べものを含め、腸内環境を整える食べもの、さらに自律神経を整える食べものをご紹介します。

まとめ

食物繊維を摂ることも大切！

コラム

自律神経の乱れは万病のもと

自律神経のバランスが崩れると、体の免疫機能が低下し、病気にかかりやすくなります。

免疫の中心を担っているのは血液中の「白血球」です。白血球には、細菌などを処理する「顆《か》粒《りゅう》球」とウイルスなどを処理する「リンパ球」があり、交感神経が優位になると顆粒球が増え、副交感神経が優位になるとリンパ球が増えます。自律神経が乱れると顆粒球とリンパ球のバランスが崩れ、免疫力が下がってしまうのです。

交感神経と副交感神経にはそれぞれ働きがありますが、その切り替えがうまくいかなくなると倦怠感《けんたいかん》や吐き気、頭痛や肩こり、不眠、食欲不振、さらにイライラや不安など心身の不調が続き、いわゆる「自律神経失調症」といわれる状態になります。悪化すると、動脈硬化や脳梗塞、心筋梗塞など命に関わる病気にもつながることがあるので、注意が必要です。

PART 2

腸を元気にする食事で
フワフワめまいを改善する

腸内環境を整えて腸の健康を保つ

●善玉菌を増やし、悪玉菌を減らす

フワフワめまいを改善するには、自律神経のバランスを整えることが大事。そのためには、腸内環境を整えて腸を元気にすることが肝要です。

腸が健康であれば、「幸せホルモン」といわれるセロトニンの産生が活発になり、それが交感神経と副交感神経のバランスを整えてくれます。

腸を健康に保つための方法はいくつかありますが、何より大切なのが食生活です。**毎日、どんな食べものを食べるかで腸内環境は決まる**のです。自律神経を正常に働かせる理想的な腸内環境は、善玉菌が2割、悪玉菌が1割、日和見菌が7割。このバランスを保つことが大切であることはＰＡＲＴ１で説明したとおりですが、そのために重要なのが日々の食生活です。**善玉菌を増やし、悪玉菌を減らし、日和見菌が善玉菌に加勢する食べものを摂るように心がけ、腸内環境を整えましょう。**腸内環境を整える食事のポイントは、次のとおりです。

①発酵食品を食べる
②食物繊維をたっぷり摂る
③意識してビタミン・ミネラルを摂る
④食品添加物の入ったものや加工食品をなるべく摂らない

なお、**食事の回数は、腸への刺激を考えると1日3回が理想**です。糖質の摂りすぎやカロリー過多にならないよう、**「腹七分目」を心がける**ことも大切です。

まとめ

毎日、どんなものを食べるかで腸内環境は決まる

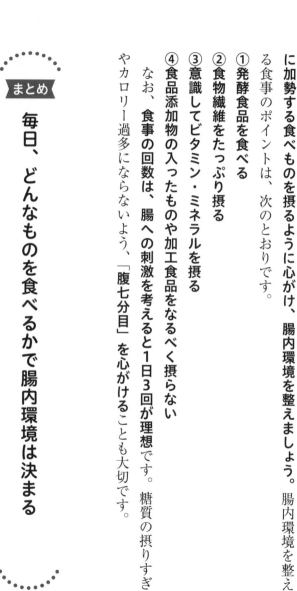

発酵食品を食べて善玉菌を増やす

●腸が持っている免疫力が高まる

発酵食品とは、乳酸菌や麹菌、酵母など微生物の働きによって変化が生じ、人間にとって有益に作用する食品のことです。食品が発酵することによって、保存性が高まったり、味や香りが変化し、おいしく食べやすくなったりするという利点もあります。それだけでなく、食品の栄養価が良化したり、健康調整機能を持つ物質が体に吸収されやすくなったり、抗酸化物質が産生されたりします。

したがって、発酵食品を食べることで**善玉菌が増える**ほか、**①体へ吸収されやすい、②免疫力が高まる、③若々しさをサポートしてくれる、④代謝を上げ、生活習慣**

病の予防になる、⑤ストレス軽減に役立つ、などのメリットが得られます。

発酵の過程で、微生物がでんぷんやタンパク質を分解するため体内で分解する必要がなく、体に負担がかかることなく栄養素を吸収しやすくなります。

また、**発酵食品に含まれる乳酸菌や納豆菌などの善玉菌は腸内環境を整えてくれるため、腸が持っている免疫力が高まります**。

発酵食品には、抗酸化物質であるポリフェノールなどが豊富に含まれているため、**体内で増えすぎた活性酸素を取り除き、体の酸化を防いでくれます**。さらに、発酵の過程でつくられるアミノ酸や酵素などが新しい細胞の生成を促すため、**美肌効果も期待できる**といわれています。代謝が上がるのは、多くの発酵食品に豊富に含まれるビタミンB群に代謝を促進する作用があるからです。また、味噌やしょう油、大豆系の発酵食品に含まれるイソフラボンには、血液中の悪玉コレステロールを減らす働きがあり、動脈硬化の予防につながることがわかっています。

ストレス軽減に役立つというのは、善玉菌が増えて腸内環境がよくなり、それによって自律神経が整うだけではありません。**味噌や納豆、ぬか漬けやキムチなど発酵**

食品自体に、イライラを抑えたりリラックスさせたりする抗ストレス作用を持つとされる天然アミノ酸の一種、GABA[※]（ギャバ）という物質が含まれているのです。

発酵食品は即効性がありません。大事なのは、毎日摂ることです。

1日に必要とされる発酵食品の量は、とくに定められてはいません。毎日の食事メニューにできるだけ多くの発酵食品を取り入れましょう。ヨーグルトは毎日200グラムを目安に食べるといいといわれますが、ヨーグルトだけでなくさまざまな発酵食品を1食につき1品食べるなどして、バランスよく摂ることが大切です。

おもな発酵菌としては、乳酸菌、酢酸菌、納豆菌、麹菌、酵母菌があります。それぞれの特徴と機能は、左ページの表のとおりです。相乗効果でより効果的にメリットが得られ、しかも食事としておいしくいただける組み合わせをご紹介します。

- **チーズとワイン**
- **納豆＋しょう油と味噌汁（味噌、カツオブシ、豆腐）**
- **キムチとビール**
- **酢の物、塩辛と日本酒**
- **バタートーストとヨーグルト、紅茶**

※　Gamma-Amino Butyric Acid = γ-アミノ酪酸

まとめ

毎日、できるだけ多くの発酵食品を摂ろう

おもな発酵菌の特徴と機能

発酵菌	特徴と機能	発酵食品
乳酸菌	300種類以上存在するといわれ、繁殖する食品は種類により異なる。糖分を分解して乳酸を生成。腐敗を防ぐ働きがあり悪玉菌の増殖を抑える。	チーズ、ヨーグルト、漬け物、キムチ　など
酢酸菌	エタノールを酸化して酢酸を生成。ビフィズス菌の増殖を促進。	酢
納豆菌	酢に強いので、胃酸に負けずに腸内に達し、悪玉菌の繁殖を防ぐ。納豆菌が作り出す酵素ナットウキナーゼは血栓を溶かし、血液をサラサラにする。	納豆　など
麹　菌	蒸した穀物などに繁殖し、でんぷんやタンパク質を分解する酵素を生産する菌。ビタミン類を生成。	味噌、しょう油、米酢　など
酵母菌	糖をエタノールと炭酸ガスに分解する。酸素がなくても存在できる。炭酸ガスが増えるとほかの多くの微生物は存在できなくなるので、悪玉菌の抑制につながる。	ワイン、日本酒、パン　など

おすすめ発酵食品① 納　豆

蒸した大豆に納豆菌をつけて発酵させた納豆。納豆菌は胃酸や熱に強いため、生きたまま腸に届きます。納豆菌は乳酸菌のエサになるので、結果として乳酸菌を増やすことにもなります。

●主要な栄養素を含む完全食

納豆は善玉菌を増やしてくれるだけでなく、タンパク質や食物繊維、脂質の代謝を助けるビタミンB2、骨を強くするのに欠かせないビタミンK、女性ホルモンのような働きをする大豆イソフラボン、抗酸化作用を持つといわれる大豆サポニンなど、さまざまな健康効果のある成分を私たちにもたらしてくれます。

納豆のネバネバの正体は、納豆菌が大豆を分解する際に作り出される「ナットウキナーゼ」という酵素ですが、これには動脈硬化を予防する効果があります。血栓症の治療薬「ウロキナーゼ」よりも強力で、副作用がないのが魅力です。

動脈硬化の原因となる血栓は、夜中にかけてできやすく、ナットウキナーゼが血栓の予防に効果があるのは納豆を食べてから約4～8時間といわれています。

そのため、**納豆を夜に食べると動脈硬化予防につながる効果がより高まる**とされています。

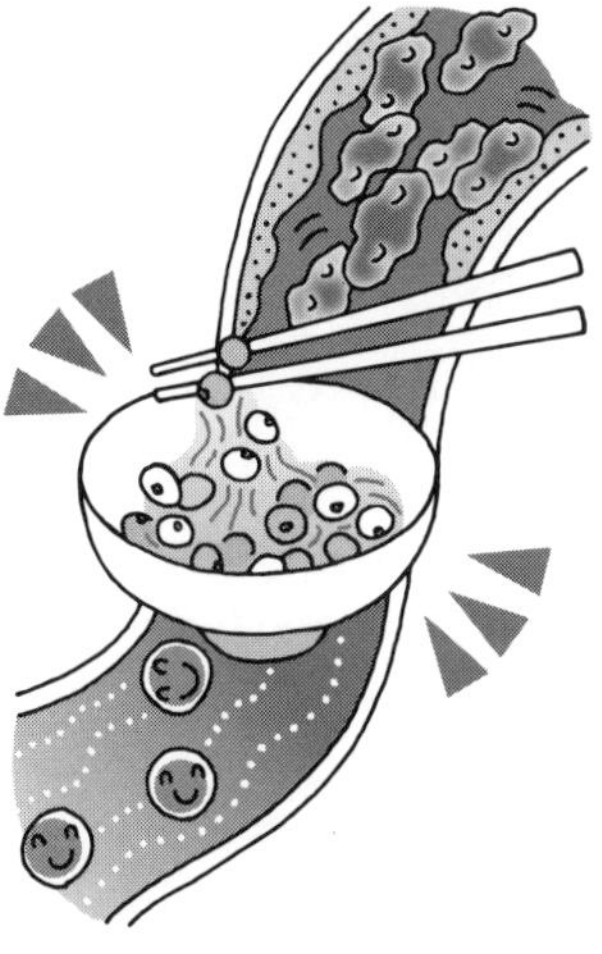

まとめ

夜に食べると動脈硬化予防につながる

おすすめ発酵食品② 味噌・麹

●健康増進と病気予防に大きな効果がある

煮るか蒸した大豆に麹と塩を加え、発酵させてつくる味噌には、麹菌のほかに酵母菌、乳酸菌など善玉菌が豊富です。そのほかイソフラボンやサポニンなど抗酸化成分を含み、とくに熟成された味噌には食後血糖値の上昇を緩やかにする働きがあるといわれるメラノイジンが含まれています。

昔から**「味噌は医者いらず」といわれるほど、健康増進と病気予防に効果があります。**実際、**「味噌汁を毎日飲む人は、飲まない人に比べてがんによる死亡率が低い」**という研究データがあり、味噌のがん予防効果は期待されています。

味噌づくりに欠かせないのが麹です。麹とは、米や麦、大豆などの穀物に麹菌をつけて繁殖させたもので、発酵食品をつくるのに不可欠なものです。麹菌を繁殖させる食材によって麹の種類が変わり、つくる発酵食品によって使い分けられています。

米味噌や甘酒、日本酒、塩麹などをつくる際には、蒸した米に麹菌を繁殖させた「米麹」、おもに九州・中国・四国地方でつくられる麦味噌、そして麦焼酎には、蒸した麦に麹菌を繁殖させた「麦麹」、おもに東海地方でつくられる豆味噌や八丁味噌には、蒸した豆に麹菌を繁殖させた「豆麹」が用いられます。

なお、**麹菌は発酵の過程で、自律神経のバランスを整える働きのあるビタミンB群を生成します。**さらに、**麹の酵素によって生み出される「オリゴ糖」は善玉菌の大好物で、これをエサにして腸内に善玉菌が繁殖します。**

こうしたことから考えても、**自律神経を整えるために「毎日1杯の味噌汁」を習慣化するとよい**でしょう。

まとめ

毎日1杯の味噌汁を習慣化しよう

おすすめ発酵食品③　ぬか漬け・キムチ

●腸内環境をよい状態に保つにはもってこいの食品

ぬか漬けやキムチなど、微生物の力で発酵させた漬物には、乳酸菌が含まれています。それも、「ラクトバチルス」という植物性の乳酸菌で、ヨーグルトなどの動物性乳酸菌より胃酸に強く、生きたまま腸に届きやすいといわれています。そして、**乳酸菌のエサとなって腸内に乳酸菌を増やしてくれる食物繊維を摂れるので、腸内環境をよい状態に保つにはもってこいの食品**です。

ほかの発酵食品と同じく、**たくさんの酵素が含まれているので、消化吸収や代謝を助け、抗酸化作用も期待できます。**

ぬか漬けの「ぬか」自体も栄養豊富。ぬか漬けのぬかは、おもに玄米を精白した際に出る果皮、種皮、胚芽などの部分です。とくに胚芽は、米が成長するのに必要な栄養素をたくさん溜め込んでいます。

そして**自律神経を整える働きのあるビタミンB群が豊富です。**また、体内でつくれないカリウムやマグネシウム、カルシウム、リンなどのミネラルが豊富なほか、タンパク質や脂質も含みます。

キムチもビタミンが豊富で、さらに抗酸化作用のあるβカロテンが含まれています。

なお、キムチの辛み成分であるカプサイシンには、代謝をよくして体を温める効果があります。この働きも、自律神経を整えるのにひと役買ってくれます。

まとめ

たくさんの酵素が含まれており、抗酸化作用も期待できる

食物繊維をたっぷり摂る

●日本人の多くが不足している

食物繊維は善玉菌のエサとなるのと同時に、腸内を掃除して腸の動きをスムーズにし、排便を促す働きもあります。

食物繊維には、胃や腸の中で水分を吸ってふくらむ**「不溶性食物繊維」**と、水に溶けて便をやわらかくする**「水溶性食物繊維」**があります。腸内環境を整え、腸の蠕動《ぜんどう》運動を促して便通をよくするには、これら両方をバランスよく摂ることが大切です。

もっとも、「水溶性」と「不溶性」、それぞれの食材を覚えるのは大変でしょう。毎日の食事では、両方が含まれる穀類、野菜、海藻、きのこ類、果物を積極的に摂るようにしましょう。

重要なのは、食物繊維を「たっぷり」摂ること。

厚生労働省策定の「日本人の食事摂取基準（2020年版）」では、1日あたりの目標摂取量は、18～64歳で男性が21グラム以上、女性が18グラム以上。しかし、最近の報告によれば、日本人の食物繊維の平均摂取量は1日あたり14グラム前後と推定され、目標量に足りていません。食物繊維には血糖値を安定させる働きもあります。「たっぷり」摂りましょう。

もっとも手軽なのは、主食から摂る方法。**1日のうち1食を玄米ごはんや胚芽米ごはん、麦ごはん、パンやパスタなら全粒粉を使ったものに置き換えると、効率よく摂取できます。**

食物繊維の中で、いま注目を集めているのが「**発酵性食物繊維**」です。これは**腸内で発酵する食物繊維のことで、腸内細菌が発酵性食物繊維をエサとして食べると、大腸の中で「短鎖脂肪酸《たんさしぼうさん》」がつくられます。**

食物繊維を多く含む食品

不溶性食物繊維を多く含む食品

ゴボウなどの根菜類、大豆、枝豆、小豆などの豆類、タケノコ、バナナ、リンゴ、アボカド、ブルーベリー、コンニャク、シラタキ　など

水溶性食物繊維を多く含む食品

オクラやサトイモ、ナメコなどのネバネバ食品、ワカメやコンブ　など

不溶性食物繊維、水溶性食物繊維ともに含むもの

ソバや押し麦、ライ麦など茶色系の穀物、ジャガイモ、ヤマイモなどのイモ類、キウイフルーツ　など

短鎖脂肪酸は、腸内を弱酸性に保って悪玉菌の増殖を防ぐ、腸の蠕動《ぜんどう》運動を促して便秘を改善する、免疫細胞を活性化させるといった効果のほか、体内で生成されるコレステロールを減らしたり、発がん性物質の生成を減らしたり、食欲を抑制する働きもあるとされています。

短鎖脂肪酸を生成する発酵性食物繊維は、おもに水溶性食物繊維に分類され、小麦、大麦、ライ麦などの麦類、海藻類、イモ類に含まれています。また、果物に多く含まれる**ペクチンも発酵性食物繊維で、とくにキウイフルーツに多く含まれています。**

まとめ

食物繊維は腸内を掃除して腸の動きをスムーズにする

ビタミン・ミネラルを意識して摂る

●ビタミンB群は精神の安定には欠かせない

ビタミンやミネラルには、交感神経が優位に働きすぎるのを抑え、心を穏やかに整える働きがあります。とくにビタミンB群は、精神の安定には欠かせません。

なかでも、**ビタミンB6は神経過敏や不眠に効果的**です。セロトニンやGABAなどの神経伝達物質はアミノ酸によって合成されます。ビタミンB6はアミノ酸の代謝に関わっていて神経伝達物質の合成を促す作用があり、心を落ち着かせてくれるのです。**ビタミンB6はカツオやマグロ、牛レバー、鶏肉などに多く含まれています。**

ビタミンB群の一つに、ナイアシンがあります。ナイアシンは動物性食品中ではニコチンアミド、植物性食品中ではニコチン酸として存在し、小腸で吸収されます。また、体内で、必須アミノ酸（体内で十分な量を合成できず、栄養分として摂取する必要があるアミノ酸）のトリプトファンから合成することができます。

ナイアシンは、ビタミンB６と並んで心を安定させる働きを持つ物質です。

精神を安定させ、「幸せホルモン」ともいわれるセロトニンは、ナイアシンと同じくトリプトファンから合成されます。トリプトファンはナイアシンの合成に優先的に使われてしまうので、ナイアシンが不足するとセロトニンがつくられなくなってしまいます。したがって、**心を穏やかに保つにはナイアシンを摂ることが重要**なのです。**ナイアシンを含む食品は、鶏肉、牛・豚レバー、カツオ、マグロ、タラコ、マイタケ、落花生など**です。

まとめ

心を穏やかに保つにはナイアシンを摂ることが重要

鉄を補ってイライラや不安を解消

●鉄が不足すると脳も腸も調子が悪くなる

イライラや不安を抱えて心にストレスがかかると自律神経が乱れることは、繰り返し述べてきました。その、**イライラや不安の原因として知られるようになってきたのが、鉄不足**です。

私たちの体は約37兆個もの細胞からできていて、その一つひとつにエネルギーをつくる工場であるミトコンドリアがあります。エネルギーの材料となるのはタンパク質、脂質、糖質です。加えて、エネルギーをつくる際に重要な働きをするのが、ビタミンB群や鉄、マグネシウム。これらが不足するとミトコンドリアの機能が衰え、つくられるエネルギーの量が減少し、脳や腸、心臓、筋肉などの機能が低下し、さまざまな心身の不調を引き起こします。

したがって、**鉄が不足すると脳も腸も調子が悪くなり、自律神経のバランスを崩しやすくなってしまう**のです。

鉄は、食事量が少なかったり、バランスの悪い食事をしていたりすると不足しがちです。また、とくに**女性は月経によって鉄不足になりやすい傾向**があります。

鉄には、肉や魚に含まれる「ヘム鉄」と、ホウレンソウなど野菜や穀類に含まれる「非ヘム鉄」があります。鉄はもともと吸収されにくい成分ですが、とくに吸収率が低いのが非ヘム鉄です。**鉄分を効率的に摂るにはヘム鉄を含む肉や魚を、そして非ヘム鉄を摂るときは吸収率を高めるために、合わせてヘム鉄も摂るように**しましょう。

鉄を多く含むのは、レバー、赤身肉（牛、豚、ラム）、卵黄、ホウレンソウ、コマツナ、シュンギク、ヒジキなどです。

まとめ

鉄が不足すると自律神経のバランスを崩しやすい

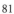

亜鉛で体と心の免疫力をアップ

●免疫細胞の働きを活性化

亜鉛は、ホルモンの合成や分泌の調整、タンパク質やDNAの合成、200種以上の酵素の構成や酵素反応の活性化、免疫反応の調節などに作用する、体の成長と維持に必須の栄養素です。体内ではつくることができない「必須微量ミネラル」で、歯や骨、肝臓、腎臓、筋肉に多く含まれています。

亜鉛が不足するとさまざまな症状が現れますが、よく知られているのは「味覚異常」でしょう。亜鉛は味覚に関わる細胞をつくる働きがあるので、不足すると食べものを「おいしい」と感じられなくなってしまうのです。

また、亜鉛が欠乏すると免疫不全が起こるといわれています。亜鉛は免疫細胞の働きを活性化させ、不足するとT細胞などの獲得免疫の働きが低下することが、研究によってわかってきました。新型コロナウイルス感染症においても、重症化リスクの一つに亜鉛不足が指摘されています。

さらに、**亜鉛が不足すると、慢性疲労やうつ症状が現れることもあります。心の免疫力、つまりストレス耐性を高めるためにも、亜鉛を十分に摂る必要がある**のです。

亜鉛を多く含む食品は、**牡蠣、牛肉（赤身）、ラム、うなぎ、しらす、そのまま食べられる小魚、卵黄**など。クエン酸やビタミンC、動物性タンパク質と一緒に摂ることで吸収率がアップします。

●低亜鉛は難聴、フワフワめまいや耳鳴りの原因となる

亜鉛は、聞こえや体のバランスにも必要な微量元素です。亜鉛を抜いた食事をしていると難聴になることが知られています。これは前述した細胞の保護に関連していると考えられており、難聴以外にも、フワフワめまいや耳鳴りの原因となりえます。

また、大きな騒音を聞いたりするときに、聞こえのセンサーである内耳への血流減

少が起きたり、内耳の活性酸素の増加によって難聴が引き起こされます。

亜鉛を介して活性酸素を抑える酵素があるため、血漿《けっしょう》亜鉛の低下は、活性酸素の増加を止められず、高濃度の亜鉛は活性酸素によって傷害を受けた内耳を保護します。偏食やダイエットで亜鉛を摂らない方はもちろんですが、亜鉛を摂取しているつもりでも、亜鉛が排泄されてしまう場合もあり注意が必要です。たとえば、ポリリン酸やフィチン酸が繁用されている加工食品や薬剤（降圧薬、脳循環改善薬、抗腫瘍薬、抗うつ薬など）と摂取してしまうと、亜鉛が尿として排泄されやすくなり、亜鉛が体内に残りません。その結果、亜鉛を摂取しているのに体には残らないことがありえます。亜鉛を排泄しやすくする薬は多いので気をつけましょう。

また、亜鉛と銅は同じ吸収経路をたどり、互いに効果を打ち消しあうようにはたらきます。亜鉛を過剰に摂取しすぎると、銅の吸収が減ってしまいます。

一方で、亜鉛を過剰に摂取しすぎると、フワフワめまいが出ることもあります。亜鉛の値が心配な方は、医療機関で相談してみましょう。

フワフワめまいの患者さんへの栄養指導を担当していただいている管理栄養士・亀坂まゆみ氏考案の亜鉛と鉄がたっぷりのおすすめレシピを２つ紹介します。

亜鉛＆鉄たっぷりのおすすめレシピ①
鶏肉と牡蠣の雑炊

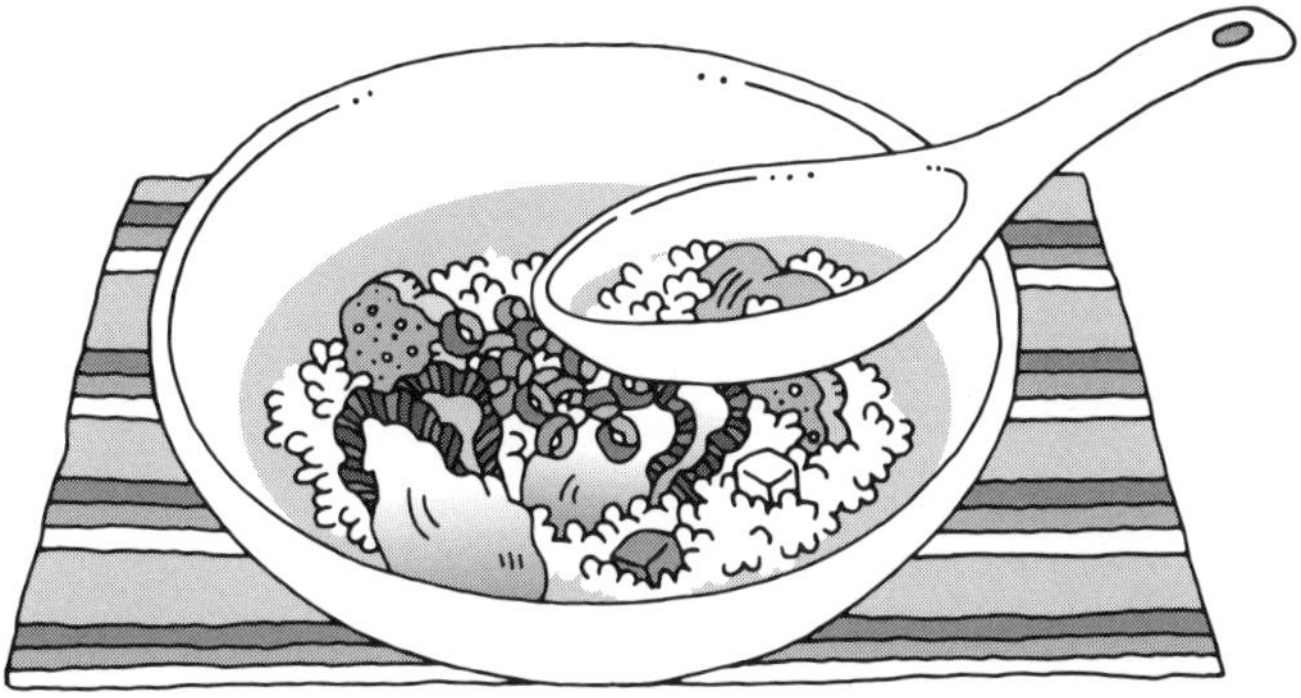

- 材料から出汁がしっかりとれるので、おいしく栄養が吸収できる。
- 牡蠣や煮干しから、亜鉛やカルシウムなどミネラル摂取も期待できる。
- 梅干しと一緒に煮ているので、唾液の分泌がよくなり消化を促すほか、ミネラルの吸収率が高まる。
- ショウガが入っているので、体が温まる。

エネルギー440kcal　タンパク質27.3g
炭水化物42.8g　鉄2.8mg　亜鉛8.7mg

材料（1人分）

- A
  - ・早煮昆布（ハサミで細かく切る）……10cmくらい
  - ・食べる煮干し……大さじ1
  - ・梅干し……1個
  - ・ショウガ（すりおろす）……小さじ1
  - ・シイタケ（薄切りにする）……1枚
  - ・ニンジン（さいの目切り）……20g
  - ・ダイコン（さいの目切り）……30g
  - ・長ネギ（小口切り）……20g
  - ・鶏手羽元……2本
  - ・牡蠣……2個
- ・水……300mLくらい
- ・塩……少々
- ・しょう油……小さじ1
- ・ごはん……100g
- ・ホウレンソウ（茹でて長さ3cmに切る）……10g

作り方

1. 鍋に**A**の材料全部と分量の水を入れて煮る※。
2. 途中でアクをとり、煮えたら塩・しょう油で調味する。
3. **2**にごはんを入れ、少し煮る。
4. **3**を器に盛り、ホウレンソウをのせてできあがり。

※鶏手羽元は火が通りにくいのでしっかり煮てください（10〜15分間）。

※塩加減は梅干しの塩分濃度によって変わります。

亜鉛＆鉄たっぷりのおすすめレシピ②
カレー雑炊

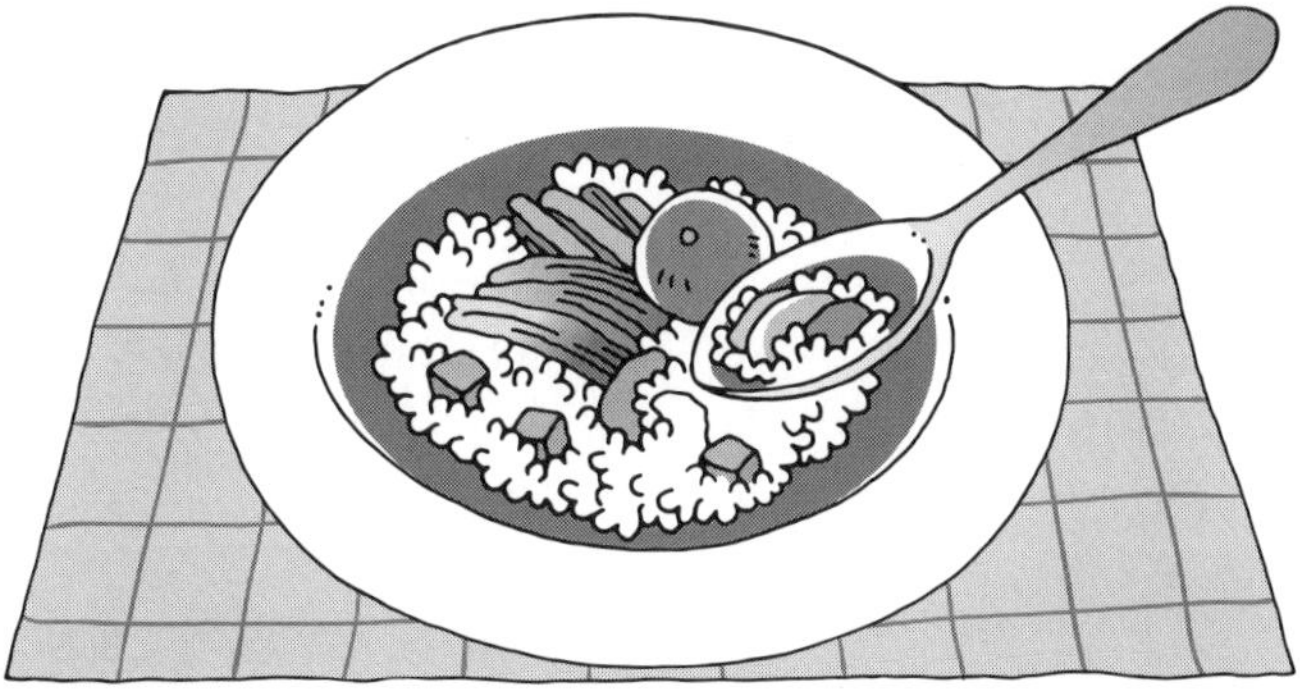

- カレーはスパイスが効いていて、食欲がそそられる。
- ニンニクとショウガで体温アップ！
- トマトから先に食べると、トマトの酸味の刺激を受けて、唾液が分泌され消化を助ける。
- 水分を減らせばドライカレーに！

エネルギー 619kcal　タンパク質29.0g
炭水化物64.0g　鉄7.1mg　亜鉛6.4mg

材料（1人分）

- オリーブ油……少々
- ニンニク（みじん切り）……5g
- ショウガ（すりおろす）……5g
- A
  - 豚ひき肉（赤身）……100g
  - レバー（さいの目切り）……30g
  - タマネギ（粗みじん切り）……50g
  - ニンジン（さいの目切り）……30g
  - エノキダケ（1～2cmに切る）……20g
  - トマト缶……30g
- B
  - 水……300mL
  - ジャガイモ（さいの目切り）……50g
  - 早煮昆布（ハサミで細く切る）……10cmくらい
  - 削り節……3g
- 本みりん……大さじ1.5
- しょう油……大さじ1.5
- カレー粉……小さじ1/2
- （あれば）ガラムマサラ……少々
- ごはん……100g
- ミニトマト……1個
- ホウレンソウ（茹でて長さ3cmに切る）……10g

作り方

1. 鍋にオリーブ油を引き、ニンニクとショウガを熱する。香りが出てきたらAを入れ、炒める。
2. 軽く火が通ったらBを入れ、柔らかくなるまで煮る。水分が足りなくなったら、水（分量外）を足す。
3. 火が通ったら、本みりん、しょう油、カレー粉、（ガラムマサラ）を入れ、味を調える。
4. **3**にごはんを入れ、少し煮る。
5. **4**を器に盛り付け、ホウレンソウとミニトマトをのせて、できあがり。

加工食品や食品添加物の入ったものをなるべく食べない

●週末は加工食品に頼らないなど工夫を

加工食品、食品添加物や化学調味料は腸内環境のバランスを乱します。たとえば、リン酸塩はほとんどの加工食品に使われていますが、せっかく摂ったミネラルを排泄させてしまうのです。また、これらの解毒には亜鉛が使われるので、亜鉛欠乏に陥りかねません。

すべての食事を手づくりするのは難しいかもしれませんが、**週末は加工食品に頼らないようにするなど工夫してみてください。**野菜などは旬のものを食べるようにすると、シンプルな調理法、味つけでおいしさを十分味わうことができます。

●「腸もれ」により自律神経のバランスが崩れる

「腸もれ」という言葉を耳にしたことはあるでしょうか。

腸は新陳代謝が活発で、1〜3日で新しい細胞に生まれ変わりますが、腸内環境がよくないと、新陳代謝がうまくいかなくなります。すると、細胞間の連結がゆるんで、腸に細かな穴があいてしまいます。

そしてその穴から、腸内に存在するはずの腸内細菌や未消化の栄養素、毒素、腐敗ガスがもれ出します。この状態が「腸もれ」で、正式には**「リーキーガット症候群」**と呼ばれます。

腸内細菌は、ふだんは私たちの体を助けてくれますが、腸からもれ出てしまうと体のあちこちで炎症を引き起こしてしまいます。

腸からもれ出たものは血管をめぐって体のすみずみまで行き渡り、食物アレルギー、心筋梗塞、糖尿病、認知症やうつ病の発症などに関わる可能性があることがわかってきました。

最近の研究では、**腸もれによって血管が炎症を起こし、インスリンの効きが悪くなって糖尿病を招いたり、動脈硬化が起こりやすくなる**という報告もあります。

腸もれの原因としては、腸内の悪玉菌の増加、腸内細菌の総量が少ないことなどが挙げられますが、食品添加物や化学調味料などには消化がむずかしい物質が多く含まれていて、それが腸もれの一因だともいわれています。

慢性的に腸に炎症が起きていると、腸自体の機能も低下し、自律神経のバランスが崩れます。するとますます腸内環境が悪化し、さらに自律神経が乱れるという悪循環が起こります。

この悪循環を断ち、腸もれを防ぐためにも、**外食の回数を減らし、インスタント食品などの加工食品をなるべく摂らないように**しましょう。

まとめ

外食の回数を減らし、加工食品をなるべく摂らない

良質な油とビタミンDを摂る

●オメガ3系の油が腸内環境を整える

腸内の炎症を抑えるには、青魚に含まれる油やエゴマ油、アマニ油といったオメガ3系の油を摂るようにしましょう。血液の流れをよくして腸内環境を整え、善玉菌を増やしてくれます。

ポリフェノールなどの抗酸化物質も多く含まれ、細胞の老化を防ぐ作用もあります。耳の細胞にも効果があり、難聴の進行を予防します。とくに女性では、摂取量が多ければ、難聴の危険性がより低くなります。週2回以上、オメガ3系の油を摂ることが重要です。油は、便を軟らかくしたり、潤滑油となって便を排泄しやすい状態にしてくれたりするので、便秘予防にもなります。

ただし、オメガ3系の油は酸化しやすいので、加熱せず、そのままサラダにかけるなど調味料として使いましょう。そして、油の容器は直射日光の当たらない場所に置くようにしてください。

ほかに、ビタミンDには腸の粘膜を丈夫にする作用があります。**ビタミンDは魚の内臓に多く含まれるので、シラスや煮干し、シシャモ、サンマなど、内臓ごと食べられる魚を積極的に摂りましょう。**

まとめ

ビタミンDには腸の粘膜を丈夫にする作用がある

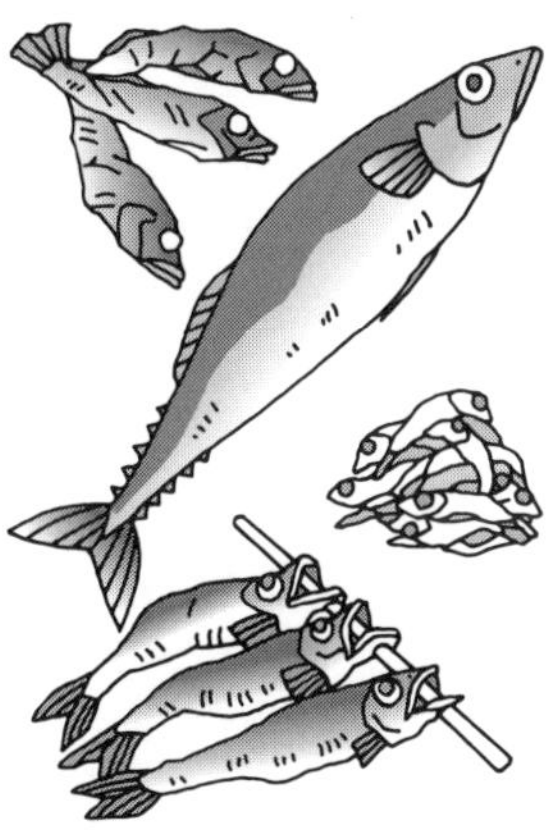

薬味をたっぷり摂る

●フィトケミカルで活性酸素に対抗

活性酸素が過剰になると細胞が酸化してさまざまな病気を引き起こし、自律神経も老化させることは、PART1で述べたとおりです。

活性酸素に対抗するには、抗酸化物質を体外から補う必要があります。抗酸化物質はさまざまな食品に含まれていますが、代表的な栄養素には、βカロテン、ビタミンC、ビタミンEがあります。

食品としてとくにおすすめなのは、フィトケミカルを豊富に含む植物性食品です。フィトケミカルは植物の独特な香りや色、辛み、苦みの成分で、そこには強い抗酸化作用があるのです。

フィトケミカルをたっぷり摂るには、薬味がいいでしょう。**長ネギやショウガ、ニンニク、ミョウガ、シソ、ゴマ、唐辛子など**を料理に使えば、効率よく摂取できます。

とくに**ショウガとニンニクには強力な抗酸化作用があります。**

ショウガには、抗菌、解毒、整腸作用のあるジンゲロールが、にんにくには硫化アリルという、抗酸化、抗菌作用があり、血行をよくする成分が含まれています。ただし、**ニンニクは胃への刺激が強いので、1日1〜2かけが適量**です。

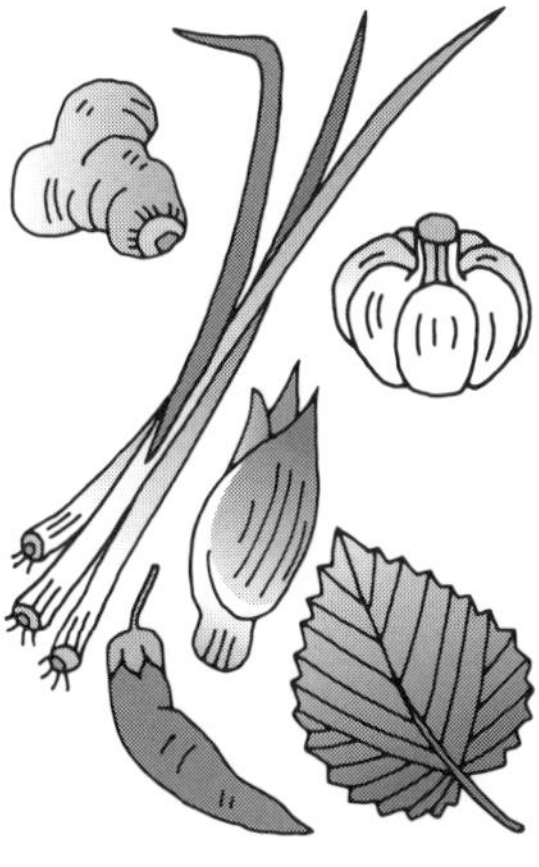

まとめ

ショウガとニンニクには強力な抗酸化作用がある

コラム

腸の障害は難聴の危険因子

腸の障害は難聴の危険因子です。炎症性腸疾患、糖尿病（2型）、過食による肥満、および高脂肪食はすべて難聴と関連があります。ある研究から、高脂肪食が、血管障害、および内耳の酸化ストレスをもたらす可能性がわかっています。

慢性高脂肪食および過食による肥満に起因する腸内細菌叢の変化は、内耳に毒物が入らないようにするためのバリア（血液迷路関門と呼ばれる）を損傷させて、めまいや難聴を引き起こす可能性があります。

高脂肪食、過食そのものがカロリー摂取を増やすため、糖尿病のリスクとなりえますが、そもそも腸内細菌を変化させてしまうことが、聞こえのセンサーである内耳に悪影響を与えるため、注意が必要です。

PART 3

朝体温を上げて
夜下げる食べ方で
フワフワめまいを改善する

食事で体温リズムを整える

●腸内時計をリセットする

ＰＡＲＴ１で、私たち人間には約24時間周期の「体内時計」が備わっていることは、すでに述べました。何らかの理由で体内時計が狂うと、自律神経が乱れ、フワフワめまいが起こりやすくなります。

体内時計は脳の視床下部にあって、光の刺激によってリセットされます。したがって、体内時計とは、正確にいうと「脳内時計」です。

それに対し、消化管に対する食事の刺激によって体のリズムを整えるという「時間栄養学」の考えに基づいた体内時計を、私たちは「**腸内時計**」と呼んでいます。

そして、生きていくうえで根源的な活動である**「食事」によって腸内時計をリセットすることで、フワフワめまいの患者さんを治癒に導いています。**

このパートでは、腸内時計のリセットにフォーカスした食事の摂り方について、説明していきましょう。

●朝起きたらすぐに1杯の白湯を飲む

フワフワめまいの患者さんには体温の変動リズムが乱れ、体温が1日中低いままだったり、体温が上がったり下がったりするなど、タイミングがズレている人が多くみられます。

そこで、まずは**寝起きの体を温めるため、起床と同時にコップ1杯（約200ミリリットル）の白湯を飲みましょう（できれば朝7時から8時の間）。**沸かしたお湯を常温に置いて、37℃前後の人肌になるまで冷まします。

体内時計の本体は、脳の視床下部の視交叉上核《しこうさじょうかく》という場所にありますが、ほぼすべての臓器にも体内時計があり、とくに腸内時計は食べものや飲みものが入ってきた刺激で、朝の時刻合わせが行なわれます。ですから、朝起きたらすぐに白湯を飲み、腸を温め、体温を上げるのです。

●副腎皮質ホルモンの分泌を促す

白湯を飲むのには、もう一つ理由があります。それは、副腎皮質ホルモン（コルチゾール）の分泌を促すためです。

目覚めのスイッチを入れ、血圧や血糖値を上げて活動の準備を行ない、ストレスや炎症を抑えるなど、重要な役割を果たします。

副腎皮質ホルモンの分泌量が低下すると、めまい、無気力や不眠、倦怠感《けんたいかん》、便秘や下痢、頭痛など、さまざまな症状を引き起こします。

副腎皮質ホルモンは食事の刺激によって、腸内時計の周期に同調して分泌されており、このホルモンの分泌のリズムが体温の変動とも連動しています。したがって、**フワフワめまいの人は、副腎皮質ホルモンの分泌リズムが崩れている**とも考えられます。そこで、起床してすぐに白湯を飲むというわけなのです。

起きぬけの白湯を2週間ほど続けると、副腎皮質ホルモンの分泌量が徐々に上がり、体温と同じように午後2時ごろにピークに達します。そしてそれ以降は、夜の休息に向けて徐々に低下していくようになります。

こうして**ホルモンの分泌リズムが整い、体温が日中に高く、睡眠時に低くなると、緊張時に優位になる交感神経とリラックス時に優位になる副交感神経のバランスが整い、フワフワめまいを改善へと導くことができる**のです。

まとめ

起きぬけの白湯を2週間ほど続けてみよう

腸内時計のリズムに合った食材を選ぶ

●朝食で体を温め、夕食で冷やす

体温や副腎皮質ホルモンをコントロールするためには、起きぬけの白湯に加え、朝食や夕食の摂り方や食材選びにも注目しましょう。最近は、朝食を摂らない人も増えているようですが、**腸内時計のリズムを整えるために、朝食はしっかり摂りたい**ものです。「現代人は誰もが栄養過多の傾向があり、朝食は不要」と提唱する人もいますが、副腎皮質ホルモンの分泌という点でも、私は朝食を摂るべきだと考えています。

詳しくは後の項目に譲りますが、ここでざっと説明すると、**朝食には「体を温める食材」をしっかり摂り、昼食は軽めに、そして夕食では「体を冷やす食材」を摂りま**

す。これが、腸内時計のリズムに合った食材の選び方です。クリニックでは、以下の食事指導を患者さんに行なっています。

1. 朝起きたらすぐにコップ1杯の白湯を飲む
2. 朝食では「体を温める食材」を摂る
3. 昼食は軽めにして、80〜100グラムの糖質を摂る
4. おやつにはコップ1杯の常温のハチミツレモン水を飲む
5. 夕食では「体を冷やす食材」を摂る
6. 寝る前にコップ1杯の冷たい水を飲む

その結果、多くの患者さんの体温の変動リズムが正常化しています。起きぬけの白湯については先述したので、ほかの5項目について順に解説していきましょう。

まとめ

腸内時計のリズムを整えるために、朝食はしっかり食べる

朝食では「体を温める食材」を摂る

●根菜類や発酵食品を食べる

体を温める食材としては、寒冷地で獲れる**ゴボウやニンジン**、**ヤマイモなどの根菜類**、**ショウガ**、寒い地方で育った**サケやイクラ**、**発酵食品の納豆や味噌**、**ぬか漬け**などが挙げられます。これらを含め、朝食に摂りたい体を温める食材を左の表にまとめました。

さらに、**適度な炭水化物とタンパク質**、**塩分を摂ります**。日中、アクティブに活動をするためのエネルギー源が必要だからです。

体を温める食材

野菜・果物

ゴボウ　ニンジン　タマネギ　長ネギ　ニラ
カボチャ　ヤマイモ　もち米　ミカン　栗　モモ
アンズ　など

肉・魚

サケ　イワシ　アジ　牛肉　羊肉　イクラ　など

発酵食品

納豆　味噌　酢　ぬか漬け　など
ヨーグルトを温めて摂るとよい

香辛料・調味料

ニンニク　ショウガ　コショウ　山椒　唐辛子
シナモン　八角　松の実　黒砂糖　など

また、人間は一晩寝ている間に200～400ミリリットルの汗をかくので、塩分を摂って吸収をよくする必要があるのです。

ただし、いずれも「適度な量」という点を忘れずに。

どのようなものも必要以上にたくさん摂れば、体に悪影響を与えます。とくに炭水化物（糖質）や塩分を摂りすぎると、高血圧症をはじめとした生活習慣病を招きますので、注意しましょう。

以上のことを考えると、**理想的な朝食は「適度な量の和食」**ということになります。**ごはんに味噌汁、焼き魚、卵、納豆、漬物といった典型的な和食が体を温め、腸内時計をリセットしてくれる**のです。

まとめ

理想的な朝食は「適度な量の和食」

朝食におすすめ　焼き魚膳

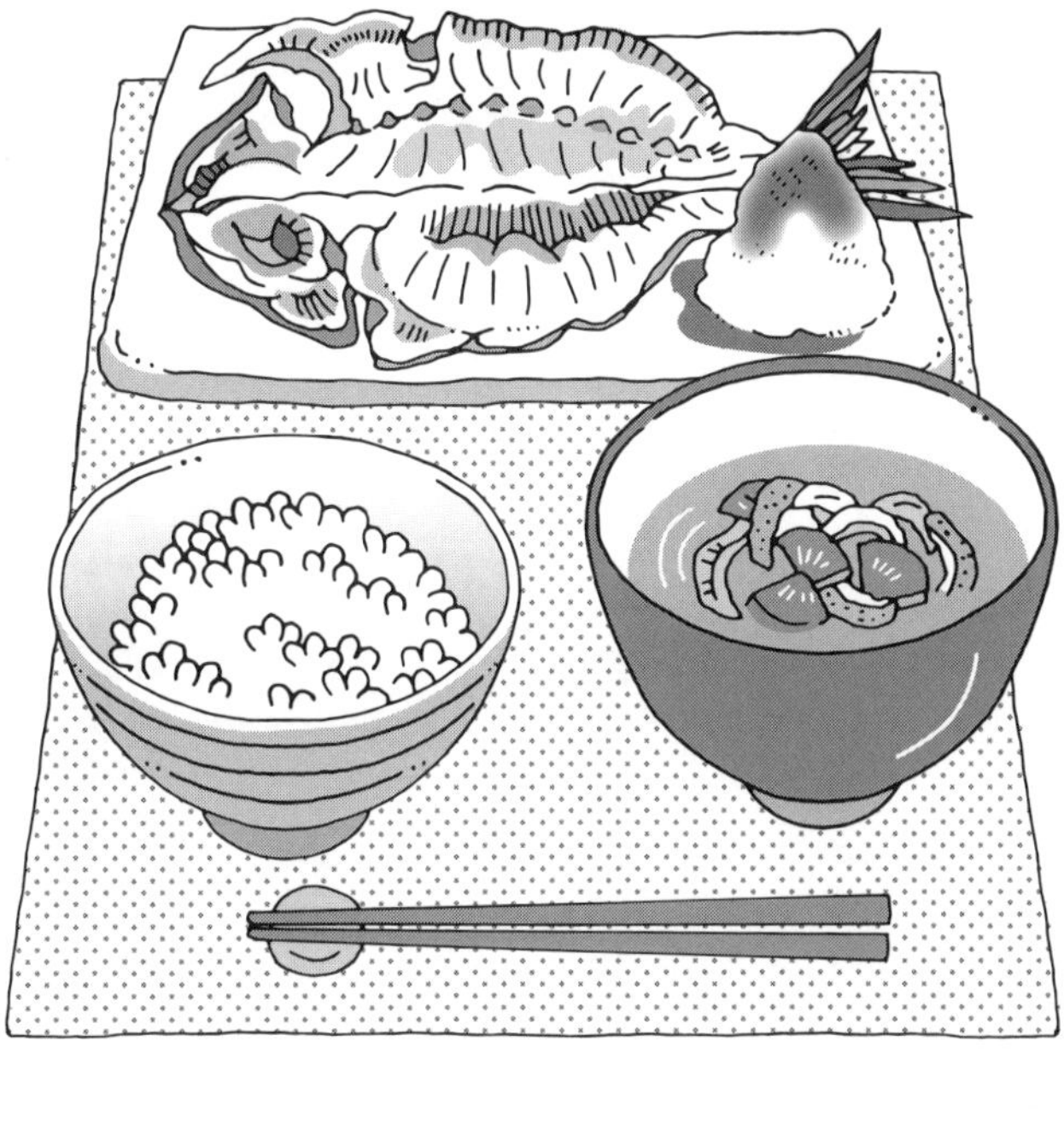

- ごはん１膳（150ｇ）
- 焼き魚（アジの干物　大根おろし添え）
- 根菜味噌汁（油揚げ、タマネギ、ニンジン、ショウガ、だし汁、味噌）

昼食は軽めに、80～100グラムの糖質を摂る

●糖質を控えめにして血糖値スパイクを防ぐ

朝食をしっかり摂るのに対して、昼食は軽めにするのがポイントです。

昼食をたくさん食べて、その後、眠気に襲われたことはありませんか？　それは、食後に急激に上がった血糖値が、その反動で急降下する「**血糖値スパイク**」を起こすためです。**血糖値スパイクを繰り返していると血管を傷め、動脈硬化が進行し、糖尿病や脳梗塞、心筋梗塞、がんや認知症まで招く**ことがわかっています。

また、たくさん食べた後に眠くなりやすいのは、消化吸収を促すために副交感神経が優位になることも原因の一つとされています。

昼食におすすめの食材

野菜・果物

ジャガイモ　サツマイモ
ブロッコリー　キクラゲ　シイタケ　リンゴ
ブドウ　など

肉・魚

鶏肉　サバ　イカ　タコ　卵　牛乳　など

穀物・豆類

トウモロコシ　うるち米　大豆　小豆　など

香辛料・調味料

ゴマ　ハチミツ　など

体温の上昇に伴う交感神経の優位度は、午後2時にピークに達して、その後、徐々に副交感神経が優位になっていくのが理想ですから、昼食後に副交感神経が優位になるのはタイミングが早すぎ、自律神経のバランスが狂ってしまいます。

「食事を軽めに」というと、糖質（炭水化物から食物繊維を除いたもの）を摂らなければいいと思われがちですが、**午後2時ごろに副腎皮質ホルモンの分泌のピークを持っていくためにも、糖質は必要**です。

ただし、**糖質の摂りすぎは禁物。1食につき80〜100グラム、ごはんなら茶わん1杯から1杯半、麺類の場合は1人前くらいが適量**です。

まとめ

糖質は必要、ただし摂りすぎは禁物

昼食におすすめ
野菜たっぷりナポリタンスパゲティ＆豆乳コーンスープ

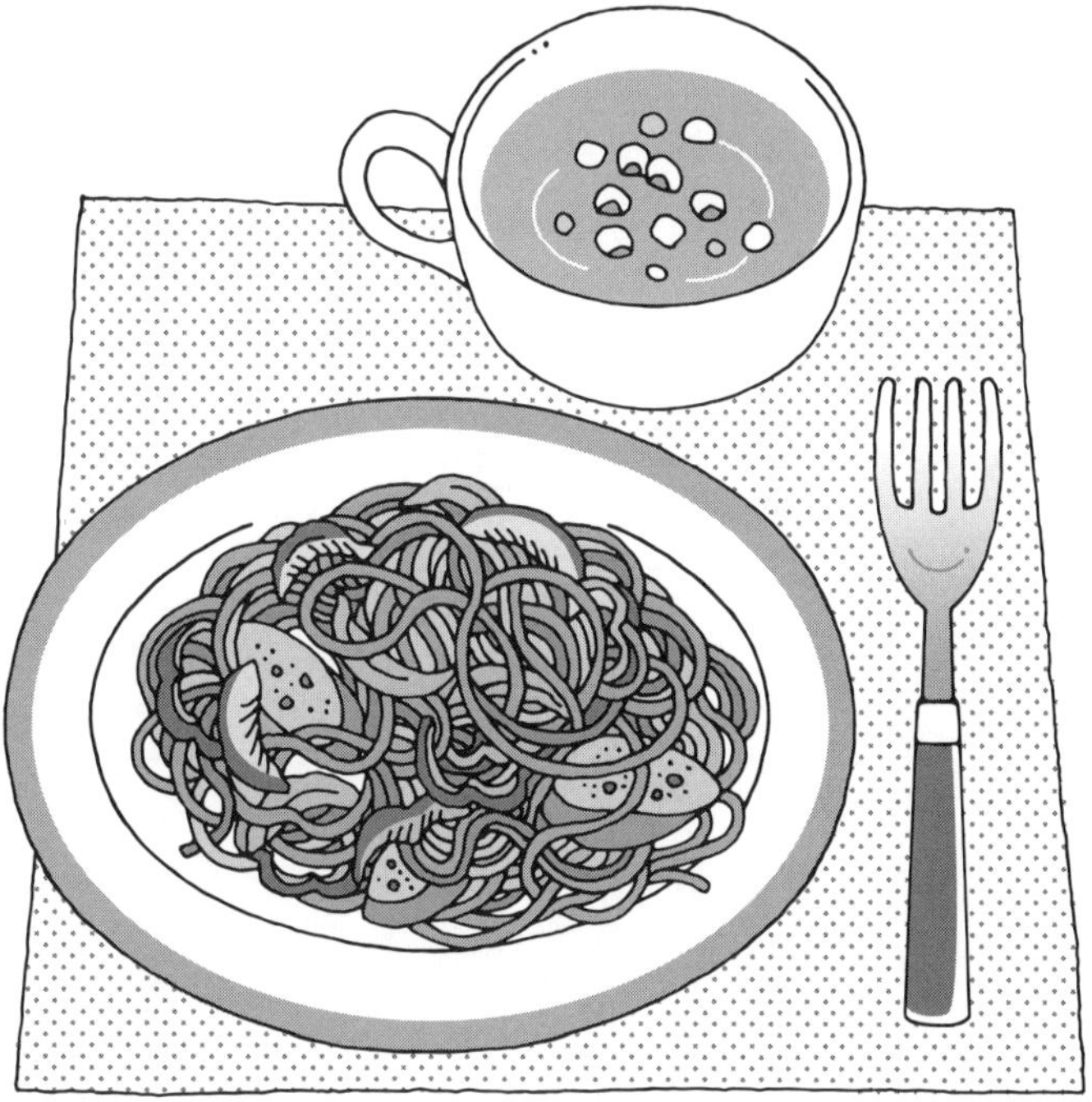

● 野菜たっぷりナポリタンスパゲティ
（ウインナー、ニンジン、タマネギ、ピーマン、シイタケ、オリーブ油、スパゲティ、トマトケチャップ、ウスターソース）

● 豆乳コーンスープ
（クリームコーン、無調整豆乳、コンソメ）

おやつにはコップ1杯のハチミツレモン水

●理にかなっている「3時のおやつ」

栄養が十分に足りているどころか摂りすぎの傾向もある現代において、おやつ（間食）は悪者扱いされがちです。しかし、**午後2時ごろにピークに達し、その後、徐々に下降していく体温と副腎皮質ホルモンに対し、夕方に向けてもう一度スイッチを入れるのに、おやつは有効です。**いわゆる「3時のおやつ」は理にかなっているのです。

フワフワめまいに効果的、かつ太りにくいおやつとして、ぜひおすすめしたいのが「ハチミツレモン水」です。私たちも実践しています！

【ハチミツレモン水の作り方】

（材料　2～3日分）
・レモン果汁……1個分
・ハチミツ……大さじ3～4
・ミネラルウォーター……1リットル

（作り方）
1．レモンは横半分に切り、スクイーザーで絞る。
2．保存容器にすべての材料を入れ、混ぜる。
※冷蔵庫で保存すれば3日ほど日持ちする。

ハチミツにはビタミンやミネラルが豊富に含まれています。とくにビタミンB群は、細胞内の代謝（物質の変化や入れ替わり）を促し、血行促進や疲労回復効果があることで知られています。全身の血行がよくなり、疲労が取れれば、自律神経のバランスが整います。また、ビタミンB群の中でも、とくにナイアシンは末梢血管の血流を促してくれます。

フワフワめまいには内耳は関与しないとはいえ、内耳の微細な血管内の血流がよくなれば、聴覚のコンディションはよりよい状態になります。

しかも、ハチミツのおもな糖は、果糖とブドウ糖という単糖類です。単糖類は、砂糖の主成分であるショ糖に比べ、体内ですばやく吸収されるため、太りにくいというメリットもあります。

レモン汁を加えるのは、レモンに豊富に含まれるビタミンCに抗酸化作用（活性酸素から体を守る働き）やクエン酸の代謝促進作用があるからです。水は、できれば塩素の多い水道水を避け、ミネラルウォーターを使うのがベターです。

まとめ

フワフワめまいに効果的、かつ太りにくい！

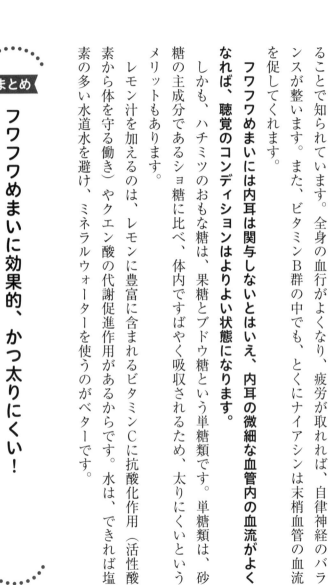

作り方

・レモンは横半分に切り、スクイーザーで絞る。

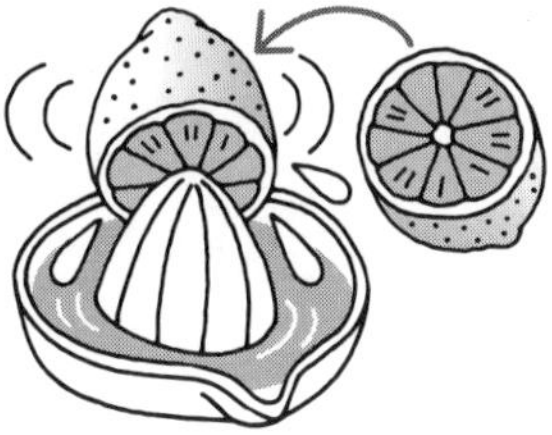

・保存容器にすべての材料を入れ、混ぜる。

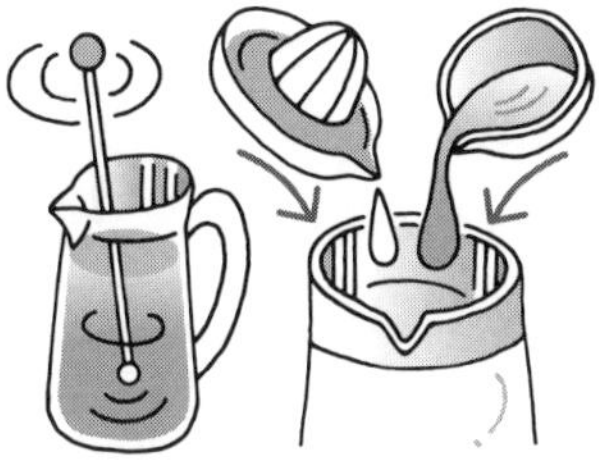

材料　（2～3日分）

レモン果汁
1個分

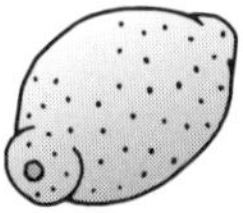

ハチミツ
大さじ3～4

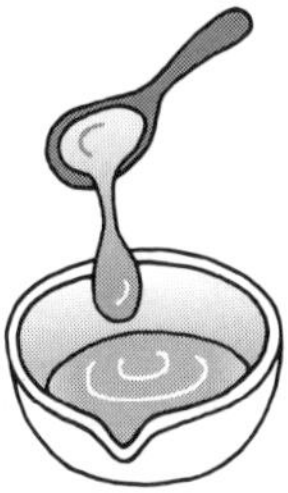

ミネラルウォーター
1リットル

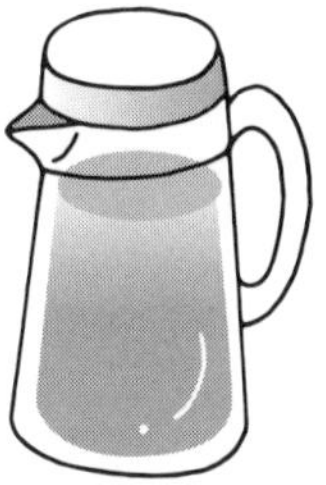

昼食後にコップ1杯分を冷蔵庫から出し、常温にしてから午後3時ごろに飲む。

※保存容器は、化学物質で作られたペットボトルではなくガラス製のものを選ぶ。

※糖尿病の人はハチミツの量を少なめにし、逆流性食道炎や胃に疾患のある人はレモン汁の量を調整するか飲用を控える。

夕食では「体を冷やす食材」を摂る

●寝る直前に体温が最も低くなるように

午後2時以降、徐々に下降していく体温が、寝る直前に最も低くなるのが、腸内時計の正しいリズムです。そのために、**夕食では、温熱地で獲れる、体を冷やす食材を摂りましょう。**

水分の多い**キャベツやレタス、ハクサイのような葉野菜**のほか、**ダイコンやトマト**などにも体を冷やす作用があります。また、**バナナやパイナップル**など南方系の果物もおすすめです。さらに、アミノ酸の一種であるグリシンにも体を冷やす作用があります。**カニやエビ、ホタテ**などの甲殻類にはグリシンが豊富に含まれています。

体を冷やす食材

野菜・果物

キャベツ　レタス　ハクサイ　ホウレンソウ
キュウリ　トマト　ナス　ゴーヤ　ダイコン
スイカ　バナナ　メロン　パイナップル　など

肉・魚

カニ　エビ　ホタテ　牡蠣　豚肉　など

穀物

小麦　ソバ　など

香辛料・調味料

塩　白砂糖　など

もう一つ、おすすめしたいのが**GABA（ギャバ）**を含む食材です。ギャバには、副交感神経を優位にし、体温や血圧を下げ、睡眠の質を高める効果があります。ギャバが豊富な食材としては、**発芽玄米、ジャガイモ、チョコレート**などがあります。

朝食は、結果的に和食が理想の献立となり、昼食は軽めにと述べましたが、夕食についてては洋食でもＯＫ。極端にたくさんでなければ食べる量を抑える必要もありません。**1日の終わりに、「お疲れさま」の意味も込めて食事を楽しんでください。そのほうが副交感神経がよく働きます。**

一般的に、夕食を食べてから寝るまでには3時間が必要とされています。人によってはもう少し時間が必要な場合もあります。それを考えると、**夕食は遅くても午後7時までには摂りたいもの**です。ただ、ライフスタイルよっては夜7時は難しいでしょう。「**できるだけ寝る3時間前までに夕食を摂る**」と心がけてください。

まとめ

できるだけ寝る3時間前までに夕食を摂る

夕食におすすめ　牛肉とナスの味噌炒め＆オレンジとセロリのサラダ＆オクラのメカブ和え＆発芽玄米ごはん

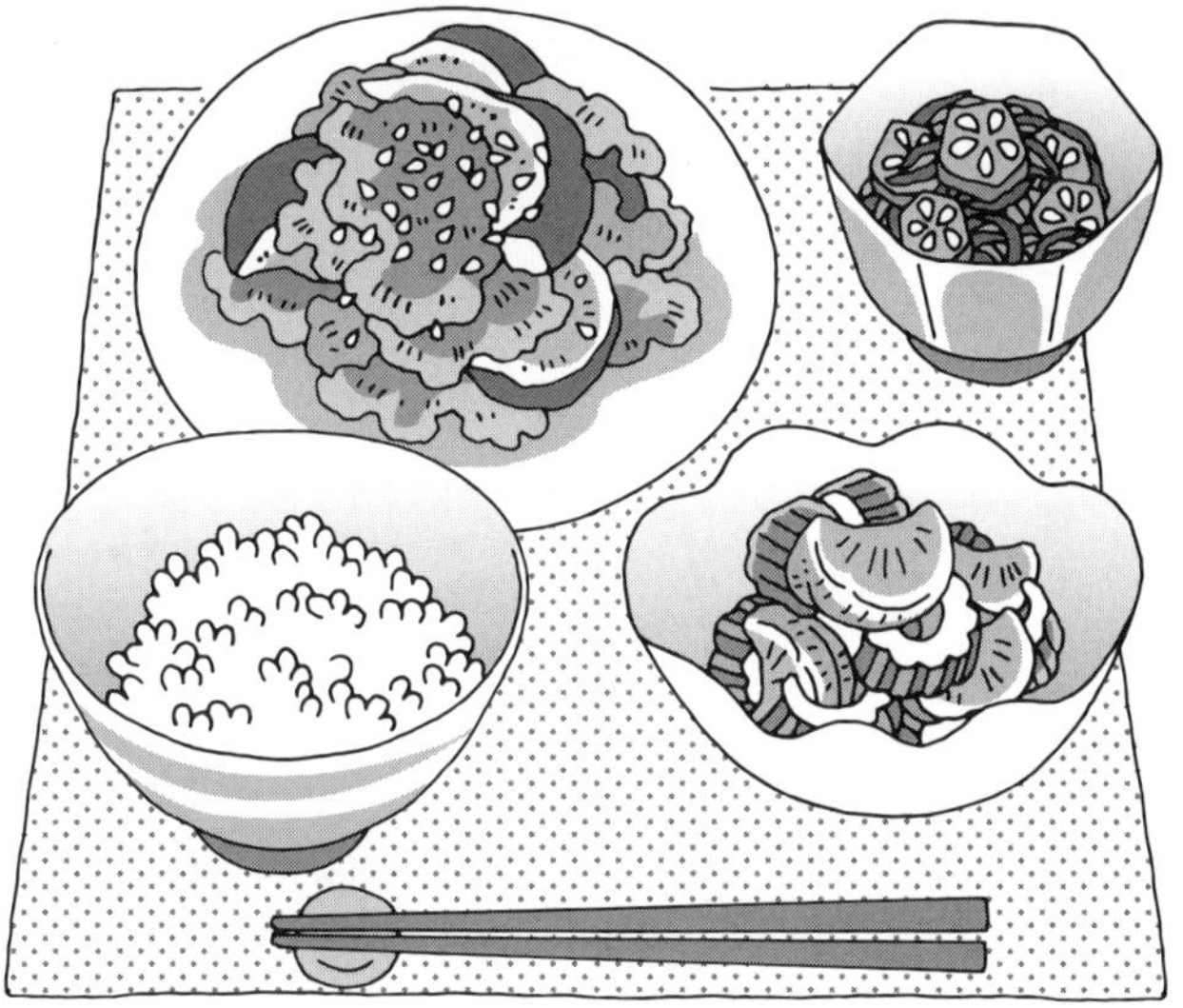

●発芽玄米ごはん（150g）
●牛肉とナスの味噌炒め
（牛もも薄切り肉、塩、ナス、酒、味噌、ゴマ油、白煎りゴマ）

●オレンジとセロリのサラダ
（セロリ、塩、オレンジ、レモン果汁、オリーブ油）

●オクラのメカブ和え
（オクラ、メカブ、ポン酢しょうゆ、カツオブシ）

寝る前にコップ1杯の冷たい水を飲む

●水道水よりミネラルウォーターがおすすめ

夕食で下げた体温をさらに下げるために、寝る前にコップ1杯の冷たい水を飲みましょう。

体温を測り、日中と比較してさほど下がっていない場合は、冷蔵庫で冷やした水を、明らかに下がっている場合は常温の水を飲んでください。

ハチミツレモン水と同様に、**塩素の多い水道水よりミネラルウォーターがおすすめ**です。市販のミネラルウォーターを2本のガラス製の水差しなどに移し替え、1本は冷蔵庫に入れ、もう1本は常温で置いておき、寝る前の体温によってどちらかを選ぶとよいでしょう。

夜中にトイレに起きるのを避けようと、寝る前に水を飲むのを嫌がる高齢者の方は少なくないでしょう。

しかし、**脳梗塞を発症する時間帯は明け方5時から8時が圧倒的に多い**というデータがあります。

人間は寝ている間に200〜400ミリリットルの汗をかくため、脱水状態に陥っている可能性が高いことが、一因として考えられます。頻尿の傾向があっても、重篤な病気を発症しないため、そしてフワフワめまい改善のために、寝る前のコップ1杯の冷たい水を欠かさないようにしましょう。

まとめ

冷水を飲んで体温をさらに下げる

コラム

ヨーグルトを食べるなら「ホットヨーグルト」

善玉菌である乳酸菌が豊富に含まれることから、朝にヨーグルトを食べる人が増えているようです。

しかし、胃に食べたものが入っておらず、胃酸が出ていない状態のところへ冷蔵庫で冷やしたヨーグルトを食べると、胃が収縮して胃酸が分泌されます。その胃酸によって、せっかく体内に取り入れた乳酸菌が腸に届く前に死んでしまいます。

ヨーグルトを食べたい場合は、プレーンヨーグルトを電子レンジで温めた「ホットヨーグルト」を食べるようにしてください。１日200g程度が目安です。

ひとくちに乳酸菌といっても、いろいろな種類があります。どの乳酸菌が合うかは個人差があるので、いろいろ試してみて、自分に合ったものを探してみるといいでしょう。１～２週間食べてみてお腹の状態がいいようなら、それが自分に合ったヨーグルトだと考えられます。

PART 4

生活習慣を工夫して
フワフワめまいを改善する

快眠生活のヒント

質のよい睡眠を十分にとる

●就寝と起床の時間を一定にするのが理想

ＰＡＲＴ１で、フワフワめまいは自律神経の乱れが原因であり、自律神経のうち、緊張しているときに優位となる交感神経と、リラックスしているときに優位となる副交感神経のバランスを整えるポイントとして、「体温」と「食事」のほかに「睡眠」を挙げました。その「睡眠」についてみていきましょう。

睡眠と自律神経は密接に関わり合っています。良質な睡眠がとれていないと自律神経のバランスが乱れ、自律神経のバランスが乱れると良質な睡眠がとれない、といった具合です。フワフワめまいの改善には、自律神経を整える必要があります。そのためにできることの一つが、質のよい睡眠をとることなのです。

では、質のよい睡眠とはどのような睡眠なのでしょうか。それは、**朝、目覚めたときに体の疲れがとれ、「さあ、今日もがんばろう」と気持ちの面でもすっきりとしているかどうか**、で判断できます。朝起きたときに「なんだかだるい」「起きたくない」と思うようなら、質のよい睡眠をとれているとはいえません。

一般的に、**1日に6時間の睡眠がとれていれば十分**だといわれていますが、それは質のよい、深い睡眠が得られている場合です。寝つきが悪い、夜中に何度も目が覚めるなど何らかの睡眠障害がある場合は、プラス1時間で7時間はほしいところ。逆に、それ以上の睡眠は「過眠」となって、倦怠感や集中力不足など、さまざまな弊害をもたらします。**睡眠時間は一定にするのが理想**ですが、日々やることに追われていて、むずかしい場合は、期間を2週間と限定して、就寝と起床の時間を一定させてみてください。眠りの質の違いが実感できると思います。

まとめ

睡眠と自律神経は密接に関わり合っている

快眠生活のヒント

同じ時間に起きて朝日をあびる

●朝日をあびてメラトニンの分泌をコントロール

前項に記したように、睡眠時間を一定にするのがむずかしければ、毎朝、同じ時間に起きるよう心がけてください。それによって、睡眠のリズムが一定化され、質のよい睡眠がとれるようになります。

毎晩、寝る前に目覚まし時計をセットして、同じ時間に起きるようにしましょう。起床時間がたった3分ずれても、睡眠のリズムは一定しません。

目が覚めたら、朝日をあびることがとても大切です。メラトニンの分泌を抑えるためです。

メラトニンとは、脳の松果体《しょうかたい》から分泌されるホルモンのこと。覚醒と睡眠を切り替え、自然な眠りを誘う作用があり「睡眠ホルモン」とも呼ばれます。

メラトニンは、起きてから14～16時間後に徐々に分泌され、分泌のピークを迎えると眠気を覚えるようになります。そして、**光の影響を受けやすいため、朝起きて太陽の光をあびる（目の網膜に光を届ける）ことで分泌を抑制でき、しゃきっと目を覚ますことができる**のです。

●睡眠が不足すると高血圧や糖尿病などのリスクも

なお、メラトニンと対で語られることの多いホルモンに「オレキシン」がありま す。オレキシンは脳の視床下部で作用し、覚醒状態を保つ働きがあります。

メラトニンとオレキシンは、一方が多く分泌されると、もう一方の分泌が減るようになっていて、このリズムが狂うと睡眠障害を引き起こします。すっきり目を覚まし、**元気に1日をスタートさせるためには、朝日をあびてメラトニンの分泌を抑え、オレキシンの分泌を増やす必要がある**のです。

質のよい睡眠を十分とれていないことのデメリットは、めまいが起こりやすくなるだけではありません。睡眠が不足すると高血圧になり、糖尿病やうつ病、乳がんのリスクが高まります。
最終的には、認知症を招きかねないということも、さまざまな研究によって、明らかになっています。

毎日忙しく、「時間がいくらあっても足りない」という人も多いと思いますが、**自律神経を整えてめまいを改善し、全身の健康を維持するためにも1日7時間、睡眠時間を確保したいものです。**

まとめ

1日7時間、睡眠時間を確保する

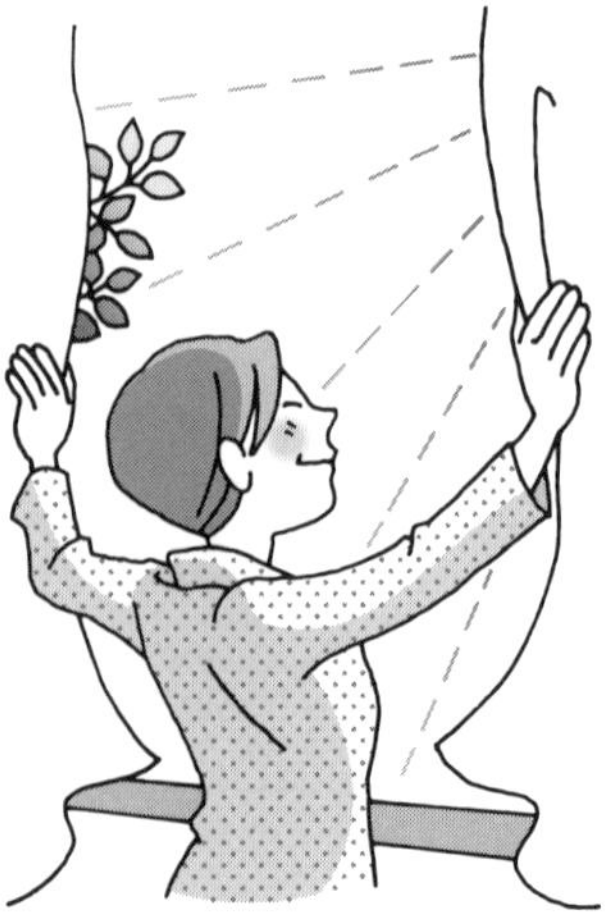

快眠生活のヒント

運動を習慣化する

●「楽しい」と思えるものから始めよう

快眠対策として欠かせないのが、運動です。

スポーツをしたり、ふだんより体を動かしたりして「ああ、疲れた」という日はよく眠れた、という経験をしたこともあるのではないでしょうか。

ただし、**1回の運動だけでは不十分。運動を習慣化することが重要です。**事実、国内外の疫学研究において、定期的な運動習慣のある人ほど不眠が少ないといわれています。

体が疲労することによって寝つきがよくなり、深い睡眠の時間がとれるようになります。また、中途覚醒（夜中に何度も目が覚めること）も減り、トータルの睡眠時間が伸びることがわかっています。

運動は、ウォーキングやジョギング、ヨガなどの有酸素運動、筋トレなどの無酸素運動、どちらでもかまいません。また、とくに運動をしなくても、なるべく車を使わずに歩く、駅などでもできればエスカレーターではなく階段を使うなど、こまめに体を動かして活動量を上げることが快眠につながります。

運動は、生活習慣病の予防になり、冷えも改善します。さらに、「ストレスホルモン」と呼ばれるコルチゾールの値も正常化。**自分が「楽しい」と思えるものから始めてみましょう。**

●いつ運動をするかが、睡眠の質を左右する

運動をするタイミングも大切です。

いつ運動をするかが、睡眠の質を左右するといってもいいでしょう。

より効果的なのは、夕方から夜（就寝の1～2時間前）の運動です。ここで、運動によって体温を上げると、ちょうど布団の中に入るときに体温が下がっていきます。

眠気は体温が下がるときに起こりやすいので、結果として、快眠が得られるのです。

ただし、寝る直前の運動は体も脳も興奮させ、安眠を妨げるので注意してください。

なお、本章の144ページからは、クリニックで患者さんに指導しているフワフワめまい対策の運動をご紹介します。

平衡感覚を養い、鍛える体操で、いずれも誰もがすぐにできる簡単なものですが、しっかり行なうとけっこうな運動量です。習慣化するには、もってこいだと思います。

まとめ

定期的な運動習慣のある人ほど不眠が少ない

快眠生活のヒント

カフェイン・アルコール・ニコチンに注意!

●カフェインは睡眠を最も妨げる成分

カフェインは睡眠を最も妨げる成分です。コーヒー1杯に含まれるカフェインの半減期(体内で半分になる時間)は5~7時間、完全に代謝されるには約10時間かかります。

さらに、カフェインは依存性が強く、摂り続けると「体は疲れているのに眠れない」という状態に陥ります。

安眠のためには、コーヒーをはじめ、緑茶や紅茶、チョコレートなどカフェインを多く含むものはなるべく避けましょう。どうしてもという場合は、午前中に、遅くても就寝の5～6時間前からは控えてください。

●お酒を飲むなら寝る3時間くらい前まで

また、眠りにつきやすくなるからと寝る前にお酒を飲む人がいますが、これはまったくの逆効果。お酒を飲んでしばらくするとアルコールの血中濃度が高くなり、鎮静作用が働いて一時的に眠くなります。

しかし、その数時間後にはアルコールが分解され、アセトアルデヒドになるときに覚醒作用をもたらすため、眠りが浅くなってしまうのです。

お酒を飲むなら寝る3時間くらい前までをおすすめします。

またタバコはめまいによくなく、睡眠を妨げます。とくに**就寝前の喫煙は禁物です。ニコチンが刺激剤として作用し、眠れなくなってしまいます。**

まとめ

タバコは睡眠を妨げる。とくに就寝前は禁物！

快眠生活のヒント

寝る前のメールチェック、ゲームは禁物

●「ブルーライト」を避ける

睡眠の質を下げないために、ぜひやめていただきたい習慣が「寝る前のスマートフォン（スマホ）」です。

正確には、**スマホに限らずテレビやパソコンも、就寝1時間前までには終わらせることが重要。**いずれも「ブルーライト」を避けるためです。

ブルーライトとは、目に見える光の中で最も波長が短く、エネルギーが強いといわれています。ブルーライトの刺激は、睡眠を促すメラトニンがつくられる脳の松果体に伝えられます。

昼間、ブルーライトをあびるとメラトニンの分泌が抑えられて活動が高まりますが、夜にあびると、脳は昼間だと判断し、メラトニンの分泌が抑えられて眠れなくなると考えられています。

とくにスマホは、テレビやパソコンよりもブルーライトの量が多く、一説にはエスプレッソ約2杯分のカフェイン並みの刺激になるとも。

眠れないからとスマホでゲームをし始めると、よけいに眠れなくなってしまうのです。

スマホのアラーム機能を目覚まし時計代わりにしている人も多いようですが、フワフワめまい改善のためには、スマホではなく目覚まし時計を使うのが賢明です。

まとめ

スマホ、テレビやパソコンも就寝1時間前までに終わらせる

ストレス解消のヒント

ストレスはめまいの最大の敵

●ストレス解消がフワフワめまいを改善させる

自律神経のバランスを崩す最大の原因は、ストレスです。**過度なストレスがかかると、交感神経が過緊張状態になり、自律神経のバランスが乱れてしまう**のです。

フワフワめまいのおもな原因は自律神経の障害ですから、**ストレスを解消することこそが、フワフワめまいを改善させる近道**です。とはいえ、現代社会はストレスであふれています。ストレスを解消するといっても、そう簡単ではありません。

まじめな、がんばり屋さんほどストレスを抱え込む傾向があります。もっとも、がんばり屋さんに「がんばらないように」といっても、なかなかむずかしいかもしれません。そこでおすすめなのが、**我慢をやめること**です。

たとえば、怒り。怒りは、交感神経を過緊張の状態にします。つまり、怒りを自分の中に抑え込んでいる間はずっと、自律神経が乱れ続けることになるのです。「喜怒哀楽」という言葉があるように、人にとって怒りも必要な感情です。**無理に抑え込むより、その場で怒ってしまったほうが長引かず、精神的にも自律神経的にも健全です。**

厳しすぎるダイエットも、やめたほうが賢明です。食欲は人間がもともと持っている三大欲求の一つなので、「食べたいのに食べられない」という状況にあるときに感じるストレスは相当なものです。そのストレスがリバウンドを招くことにもなりかねません。食べたいものは食べ、食べたらその分、体を動かしたり、その後の食事の量を減らしたりなど工夫して、我慢しすぎないダイエットを心がけましょう。

まとめ

我慢するのをやめよう

ストレス解消のヒント

趣味や楽しみを持つ

●「楽しいと感じるとき」は自律神経をよい状態に保つ

趣味や自分のやりたいこと、楽しいと思えることに没頭している間は、気がかりなことを忘れ、ストレスを感じずにすみます。

また、「楽しい」と感じているときは副交感神経が優位になるので、趣味が習慣化すればストレスから解放される時間が長くなり、自律神経をよい状態に保つことができるのです。

趣味や娯楽を持つことがストレス解消になることはわかっていても、「どうやって趣味を見つけたらいいか、わからない」「自分にはやりたいことがない」という人がいるかもしれません。でも、ふだんの生活の中で、時間を忘れて夢中になっていることはないでしょうか。あるいは、子どもの頃、何がいちばん好きだったか、思い出してみてください。

子どもの頃、絵を描くのが好きだった、歌を歌っていると心が晴れやかになる、料理をしているときがいちばん心がやすらぐ、話題の小説は気になって必ず読むようにしている……などなど、いずれも立派な趣味です。

ポイントは、人と比べないこと。

自分が心地いいと感じることを、自分のペースで続けましょう。

まとめ

自分が心地いいと感じることを、自分のペースで！

ストレス解消のヒント

音でやすらぐ

●自然界の音を利用してぐっすり眠る

リラックス効果があるのが音です。音や音楽には、気分を明るくしたり、その場の雰囲気を楽しくするなどさまざまな効果がありますが、ヒーリング効果もその一つです。

川のせせらぎの音や鳥のさえずりなどを耳にして、ホッとしたことはないでしょうか?

音や音楽を「心地よい」と感じるのには、「1/fゆらぎ」が関わっているとされますが、川のせせらぎや鳥のさえずり、波の音など、自然の音にはこの特性があり

ます。

そして、これらの音を聴くと脳内がα波の状態になり、心と体にヒーリング効果をもたらすといわれています。

ストレスを強く感じて心と体が緊張しているときや、ぐっすり眠りたいときに、こうした自然界の音を利用するのも一つの方法です。

なお、**大きな音はストレスになり、めまいを引き起こすことがわかっています。自然界の音もいい音楽も、ゆったりと聴ける音量で聴くことが大切です。**

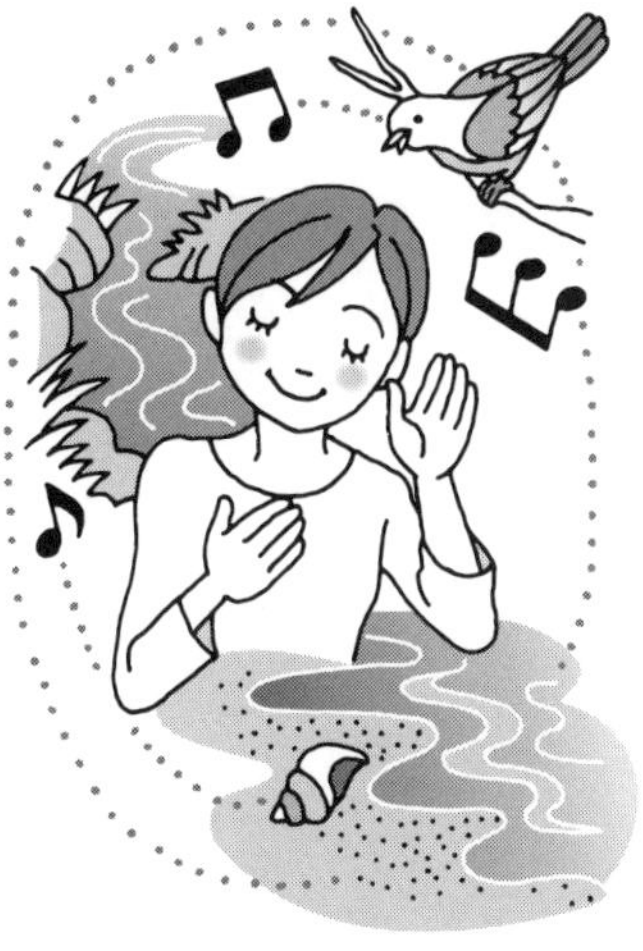

まとめ

大きな音はストレスとなりめまいを引き起こす

ストレス解消のヒント

規則正しい生活を送る

●自律神経を働かせ、ストレスに強くなる

私たちの体は一定のリズムを持っていて、それに合わせて自律神経が働くことで健康的な状態を保つことができます。

起きて活動しているときはおもに交感神経が、寝ている間は副交感神経が働き、一定のリズムをつくっているのです。

ところが、**夜ふかしをしたり、昼夜逆転の生活を続けたりしていると体のリズムが崩れ、自律神経が乱れやすくなり、ストレスにも弱くなってしまいます。**

ストレスに強くなるためには、自律神経をきちんと働かせ、規則正しい生活を送る

ことが重要なのです。

規則正しい生活とは、本来の体のリズムに合った生活のことです。**基本は早寝・早起きで質のよい睡眠をとり、1日3食決まった時間に食事をする。日中はできるだけ体を動かし、夕方以降は体を休め、入浴をして疲れと緊張をほぐす……**。

ごく当たり前の生活ですが、現代社会においてこれを実行するのは容易なことではありません。

しかし、睡眠の項目でもお伝えしたように、まずは1週間なり2週間なり期間を限定して、人間本来のリズムに従った生活をしてみてください。

まとめ

本来の体のリズムに合った生活をする！

めまい解消エクササイズ①

四股踏み

●平衡感覚を鍛える

フワフワめまいの改善には、運動も効果的です。なかでも、とくにおすすめしたいのが**「四股《しこ》踏み」**。力士が土俵に上がった後に繰り返す、土を踏み固めるあの動作です。もともとは足で土を踏むことで邪気を払い、土俵を清める意味があるといわれますが、股関節を柔軟にする効果があるため、稽古にも取り入れられています。

PART1で述べたとおり、**めまいは耳や目や足、自律神経から前庭小脳に送られる情報にズレが生じたとき、平衡感覚が乱れることによって起こります。四股踏みの動作は、この平衡感覚を鍛えるのにとても効果的なのです。**

●四股踏みの手順

1　背すじを伸ばし、両足を大きく開いて腰を落とし、手をひざに添える。

2　片方の足を軸にして、もう片方の足をゆっくりと、できるだけ高く上げる。このとき、軸足も上げた足もまっすぐ伸ばす。

3　上げた足をゆっくりと下ろし、1に戻る。

4　足を替え、反対側も同様に行なう。

1〜4を朝に10回、夜に20回を目安にして、毎日行ないましょう。なお、上げた足は一直線になるのが本格的な四股踏みのやり方ですが、一般の方の場合は、自分のできる範囲で足を伸ばせばOKです。

足を開いて腰を落とした姿勢から、片方の足を高く上げて下ろすのには、かなりのバランス感覚を要します。毎日継続して行なうことによって平衡感覚が鍛えられ、めまいが起こる頻度が減り、症状も軽くなっていきます。

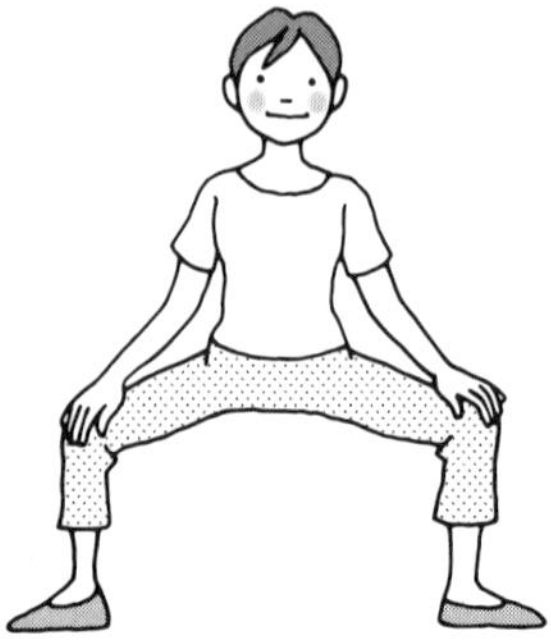

1　背すじを伸ばし、両足を大きく開いて腰を落とし、手をひざに添える。

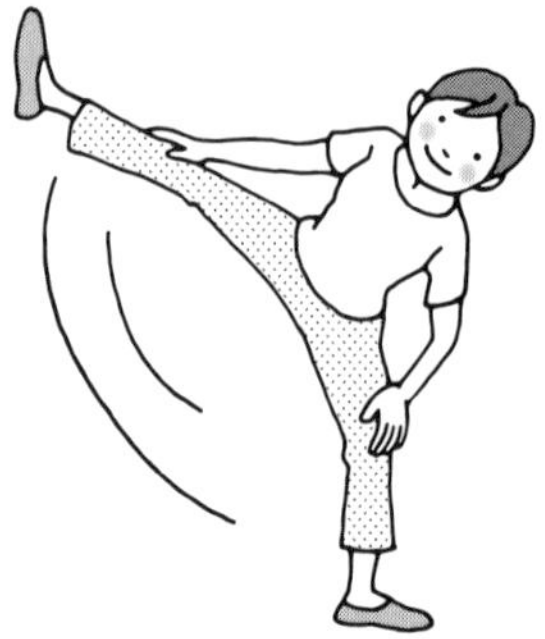

2　片方の足を軸にして、もう片方の足をゆっくりと、できるだけ高く上げる。このとき、軸足も上げた足もまっすぐ伸ばす。

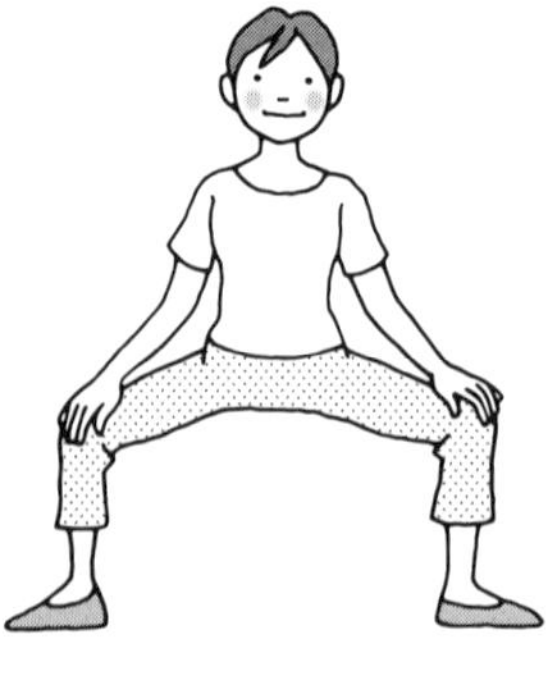

3　上げた足をゆっくりと下ろし、1に戻る。

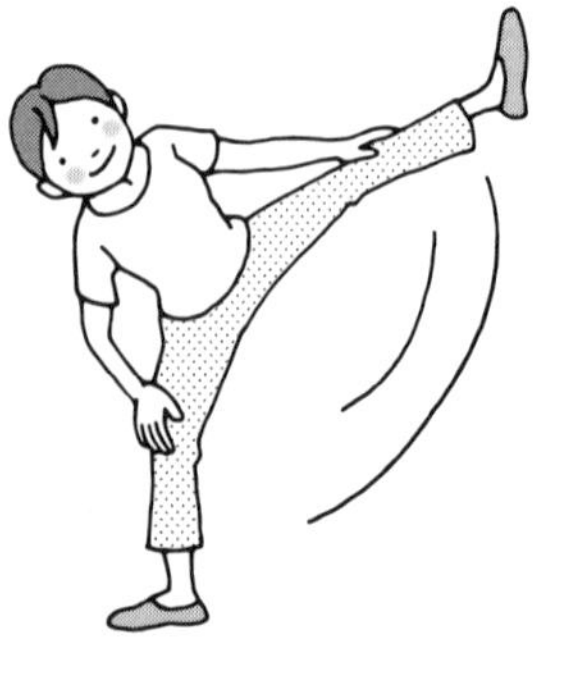

4　足を替え、反対側も同様に行なう。

めまい解消エクササイズ②

背骨体操

●脊椎（背骨）のゆがみを正す

私たちのクリニックでは、先にご紹介した四股踏みに加え、フワフワめまいを改善する「めまい体操」を考案し、患者さんに指導しています（『脊椎体操』とも呼んでいます。芯支堂《しんしどう》　匠《たくみ》　整骨院《せいこついん》院長の鎌形哲人《かまがたあきひと》先生が考案された方法です）。

「めまい体操」には、「背骨体操」「タオル体操」「タオル踏み体操」の3つがあります。まずは「背骨体操」から行なっていきましょう。

●背骨体操の手順

1　四つばいになり、背骨をしっかり動かして右後方を見る。

2　同様に左後方を見て、1と交互に10回繰り返す。めまいがしたら休憩し、慣れてきたら素早く行なう。

3　背骨を反らせたり丸めたりしながら、首を上下に大きく動かす。首、胸、腰をしっかり動かすことを意識しながら、10回繰り返す。痛みがあるときは無理をしないこと。

頸椎にゆがみが生じて可動域が狭くなると、胸椎《きょうつい》や腰椎《ようつい》の可動域も狭くなります。背骨体操は腰、胸、首の動きをよくすることを目的としています。これによって背骨全体の可動域が広がるだけでなく、深層筋に刺激を与え、背骨周辺の筋力や柔軟性、血流も改善します。

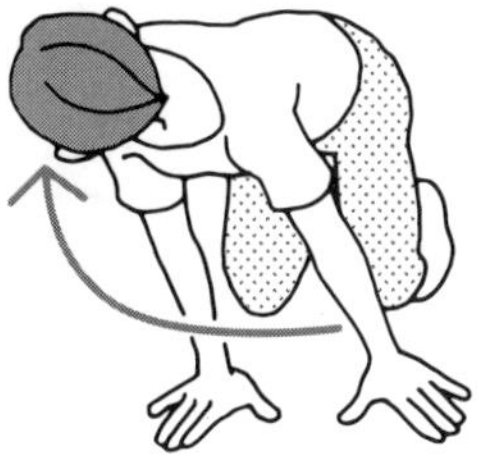

1　四つばいになり、背骨をしっかり動かして右後方を見る。

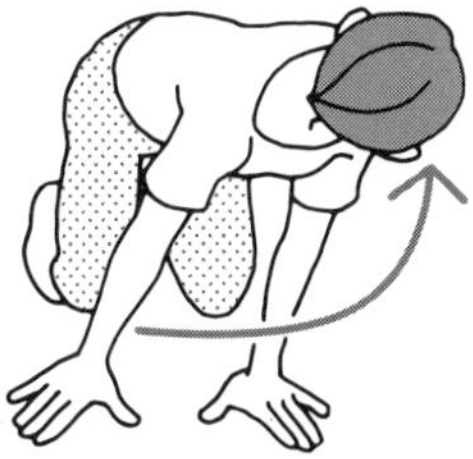

2　同様に左後方を見て、1と交互に10回繰り返す。めまいがしたら休憩し、慣れてきたら素早く行なう。

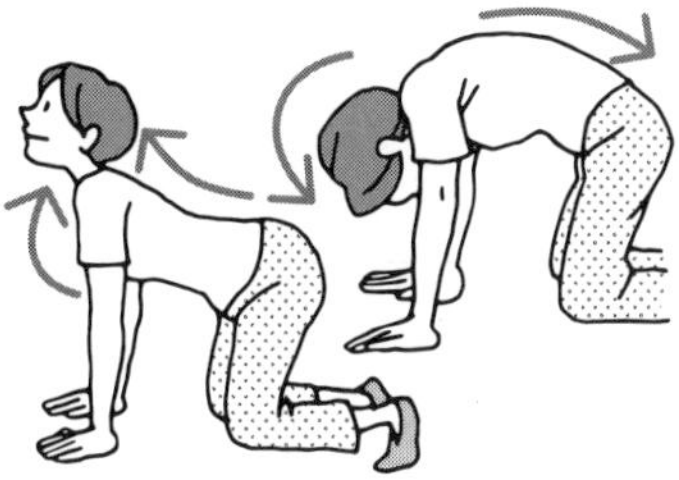

3　背骨を反らせたり丸めたりしながら、首を上下に大きく動かす。首、胸、腰をしっかり動かすことを意識しながら、10回繰り返す。痛みがあるときは無理をしないこと。

※朝と夜に１度ずつ行なう。四股踏みとセットにし、朝は白湯を飲む前に、夜は寝る１～２時間前に行なうのがおすすめです。

めまい解消エクササイズ③

タオル体操

●首の動きをスムーズにする

「タオル体操」は、首の動きをスムーズにするエクササイズ。**フワフワめまいに深い関連性のある首の柔軟性の向上と血流をよくすることが目的です。**

このエクササイズを続けることで、ストレートネック（頸椎本来の、ゆるやかなCカーブがなくまっすぐになっている状態のこと）が修正され、フワフワめまいが改善するだけでなく、慢性的な首の痛みや肩こり、頭痛などの症状も改善していきます。

●タオル体操の手順

イスと、フェイスタオルを1枚用意します。

1　イスに座り、タオルの左右の端を左右の手で持ち、タオルの中央を首の後ろに当てて、軽く前に引っ張る。

2　タオルが当たっている部分を支点にして上を向き、元に戻すことを10回繰り返す。このとき、背中が丸まらないように注意すること。

このエクササイズを毎日、朝と夜に1度ずつ行なってください。できれば、四股踏みとセットにして、朝は白湯を飲む前に、夜は寝る1～2時間前に行なうのがおすすめです。

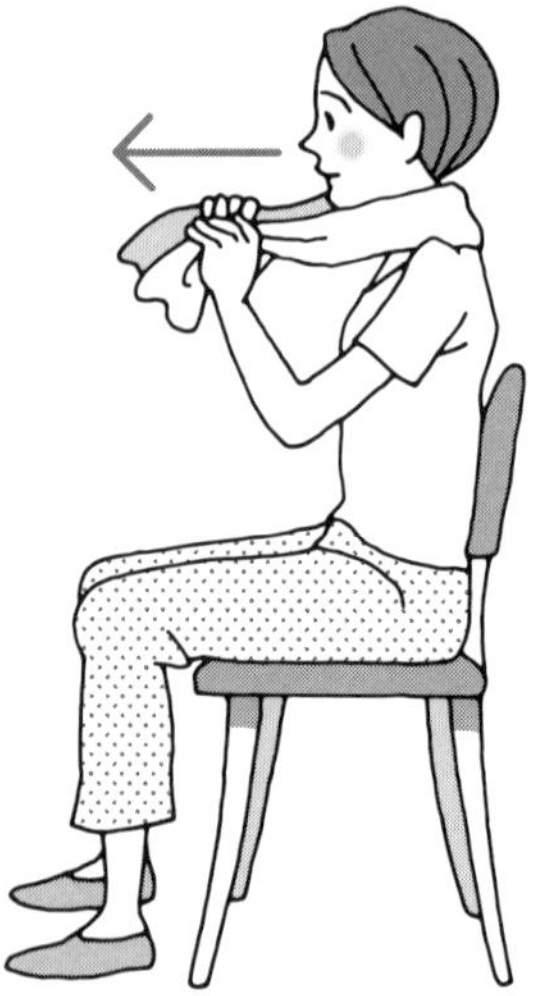

1　イスに座り、タオルの左右の端を左右の手で持ち、タオルの中央を首の後ろに当てて、軽く前に引っ張る。

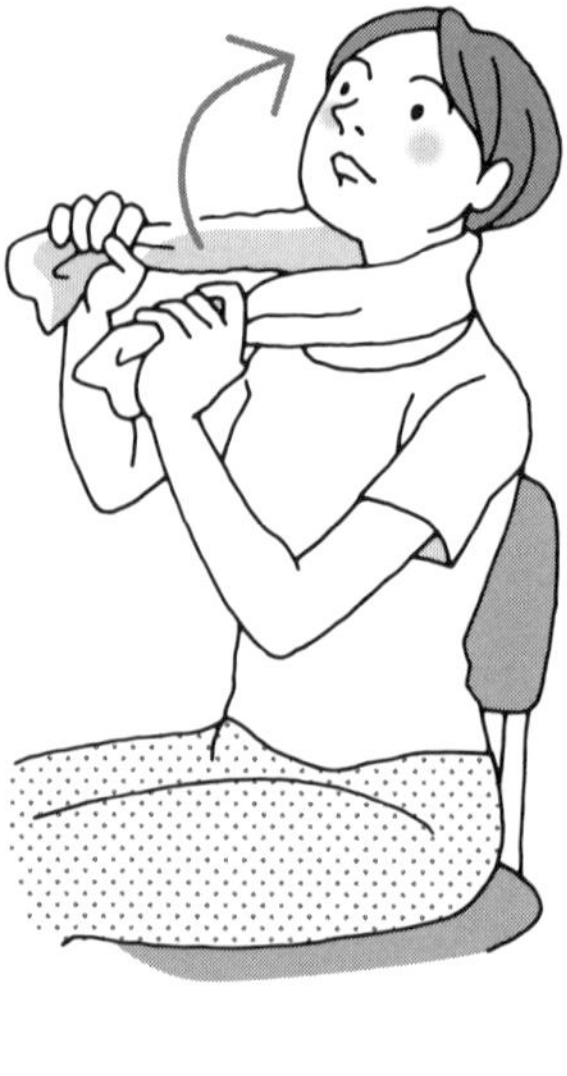

2　タオルが当たっている部分を支点にして上を向き、元に戻すことを10回繰り返す。このとき、背中が丸まらないように注意すること。

めまい解消エクササイズ④

タオル踏み体操

●足裏を刺激して脳の処理能力をアップ

足の裏には「メカノレセプター」と呼ばれる全身のバランスを保つための感覚受容器がたくさん存在しています。不安定な状態で足の裏を刺激すると、このメカノレセプターが刺激されます。すると、体の揺れや傾きを感知する全身の深部感覚や、その情報を受け取る脳の処理能力も高まり、バランス感覚が養われます。「タオル踏み体操」の目的はそこにあります。

「タオル踏み体操」はめまい全般に効果がありますが、とくにフワフワめまいに対して大いに役立ちます。

●タオル踏み体操の手順

「タオル踏み体操」では、結びめを2つつくったフェイスタオルを床に置き、その結びめの上で足踏みを行ないます。転びそうになる人は、イスに座った状態で行なうことから始め、慣れてきたら立って行なってください。なお、靴下をはいていても裸足でもかまいませんが、裸足のほうが転倒率が低いというデータがあります。

1　タオルに2つの結びめをつくり、横向きにして床に置く。

2　結びめに足の裏が当たるように、1分間、もしくは左右50回ずつ足踏みをする。このとき、顔はまっすぐ前に向け、1メートルくらい先を見る。

慣れてきたら、首を上下左右に大きく動かしながら、または顔をまっすぐ前に向けたまま眼球を上下左右に大きく動かしながら行なうと、より効果的です。**このエクササイズではふくらはぎの筋肉を使います。ふくらはぎは「第二の心臓」ともいわれ、ふくらはぎを動かすことで全身の血液循環が促され、内耳の血流も改善します。**

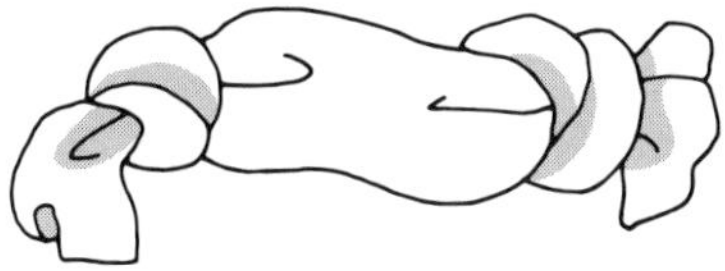

1　タオルに２つの結びめをつくり、横向きにして床に置く。

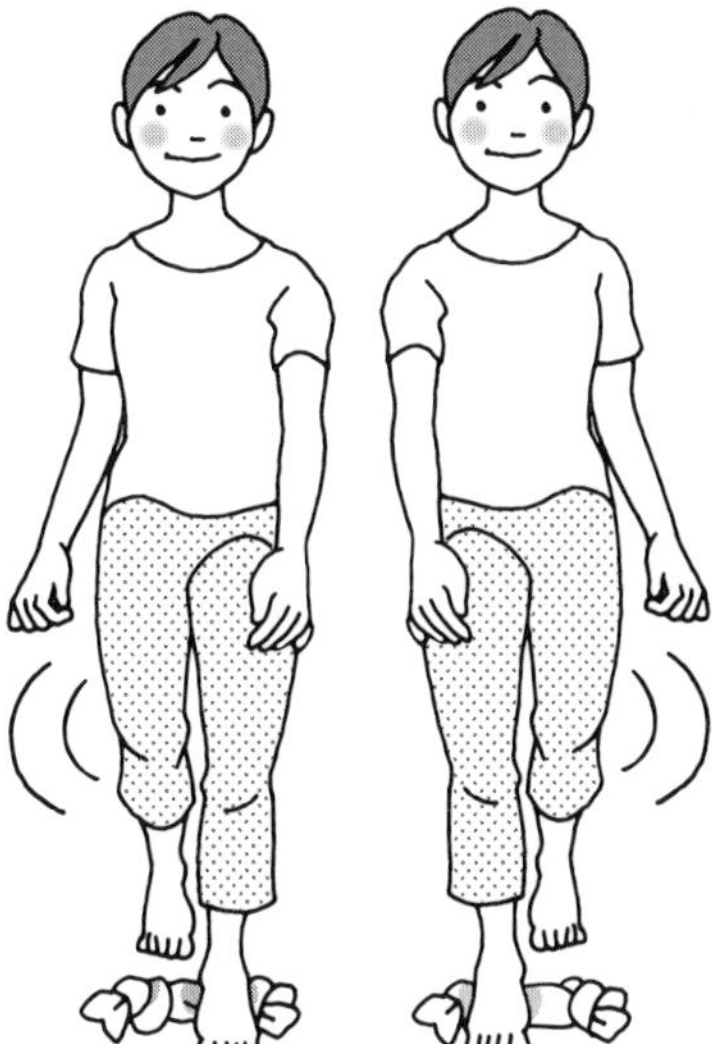

2　結びめに足の裏が当たるように、１分間、もしくは左右50回ずつ足踏みをする。このとき、顔はまっすぐ前に向け、１メートルくらい先を見る。

※朝と夜に１度ずつ行なう。四股踏みとセットにして、朝は白湯を飲む前に、夜は寝る１～２時間前に行なうのがおすすめ。

おわりに

めまいや難聴で悩まれている患者さんから、「めまいや難聴を改善させる食事はないのでしょうか?」と、よくご質問をいただきます。

今まで耳鼻咽喉科の医師はじめ世界中の研究者は、この件についてあまり研究してきませんでした。そのため、なかなかよいお答えができずにおりました。

「これを召し上がったら治りますよ」という食べものもまだありませんが、これ以上悪化することは防げるのではないか? という調査報告も最近になって少しずつ出てきました。

しかしながら、診療中に細かく説明する時間がなかなか取れません。歯がゆい思いをしていたところに坂田英明先生から書籍についてのお話をいただきました。

フワフワめまいに対処することを中心にしておりますが、難聴と食事の関連についても触れさせていただき、さらに自律神経や加齢による変化を予防する観点でも栄養のことが書かれており、体全体をよくする本になっていると思います。めまいや難聴と食事について書かれた本は極めて少なく、その意味でも患者さんに有用な書籍になればと願っております。

自律神経の調子が悪くなっている患者さんは、耳鼻咽喉科にたくさんおみえになりますので、ぜひ自律神経にも目を向けていただける機会になればと思います。食事についてはまだまだわかっていない領域でもありますが、それだけ伸びしろもあると思っています。

この書籍を手に取っていただき、ありがとうございました。もし皆様のお近くに、めまいや難聴の予防・治療として効果のある栄養・食事を一緒に探してもらえるような方がいらっしゃいましたら、ご相談していただくよい機会になれば幸いです。

神崎　晶

参考文献

『フワフワするめまいは食事でよくなる』坂田英明（マキノ出版）
『めまい・フラつきを治す特効療法』（マキノ出版ムック）
『めまい専門医が教える「めまい」をスッキリ消す本』二木 隆（ＰＨＰ研究所）
『めまいを治す本』坂田英治・坂田英明（マキノ出版）
『認知症は脳より賢い腸を鍛えてくいとめる！』藤田紘一郎（ＰＨＰ研究所）
『便活ダイエット 便秘外来の医師が教える、排便力がアップする11のルール』小林弘幸（ワニブックス）
『美人になる自律神経レッスン』小林弘幸（ＰＨＰ研究所）

川越耳科学クリニック　https://www.jikagaku.jp/
YouTubeチャンネル「めまいにさよなら」

〈著者略歴〉

坂田英明（さかた・ひであき）

川越耳科学クリニック院長、埼玉医科大学客員教授。埼玉医科大学卒業後、帝京大学医学部附属溝口病院耳鼻咽喉科助手を務める。ドイツ・マクデブルク大学耳鼻咽喉科研究員、目白大学保健医療学部言語聴覚学科教授を経て、2015年、川越耳科学クリニックを開院。著書に、『フワフワするめまいは食事でよくなる』（マキノ出版）など。

神崎 晶（かんざき・しょう）

国立病院機構東京医療センター感覚器センター 聴覚障害研究室 室長。めまい相談医。慶應義塾大学医学部卒業後、静岡赤十字病院、静岡市立清水病院を経て、慶應義塾大学大学院医学研究科修了。ミシガン大学クレスゲ聴覚研究所研究員（内耳への遺伝子治療、人工内耳と遺伝子治療に関する基礎研究に従事）、慶應義塾大学病院耳鼻咽喉科専任講師（慶應義塾大学アレルギーセンター副センター長併任）を経て現職。

腸を整える「食べ方」で「フワフワめまい」は改善する！

2022年12月6日　第1版第1刷発行
2024年8月19日　第1版第5刷発行

著　者　坂田英明・神崎 晶
発行者　村上雅基
発行所　株式会社PHP研究所
京都本部　〒601-8411　京都市南区西九条北ノ内町11
〔内容のお問い合わせは〕暮らしデザイン出版部 ☎075-681-8732
〔購入のお問い合わせは〕普　及　グ　ル　ー　プ ☎075-681-8818
印刷所　株式会社光邦
製本所　東京美術紙工協業組合

ISBN978-4-569-85359-8